LUC PERINO

À quoi sert VRAIMENT un médecin ?

ARMAND COLIN

Collection « Dites-nous »

Patrick Lemoine, *À quoi sert vraiment un psy ?*, 2010

François Dubet, *À quoi sert vraiment un sociologue ?* 2011

Du même auteur

Le Bobologue, L'œil neuf, 2001, rééd. J'ai lu, 2003.
Carnets de santé, Calmann-Lévy, 2004.
La sagesse du médecin, L'œil neuf, 2004.
Humeurs médicales, Le Félin, 2006.
Darwin viendra-t-il ?, Le Pommier, 2008.
Une brève histoire du médicament, L'œil neuf, 2009.

Conception de couverture : Thierry Müller
Maquette intérieure : Yves Tremblay

ISBN : 978-2-200-25555-8

Armand Colin Éditeur • 21, rue du Montparnasse • 75006 Paris

Pour Janot et Luiggi

Sommaire

Remerciements

À :
Sophie Griveaud
Nadya Maroc
Marthe Tournou
Francis Brochet
Patrick Lemoine
Jean-François Peretjatko

Pour leurs conseils, leurs remarques et leurs corrections.

1. Les mots suivis d'un astérisque (*), pour la plupart des termes médicaux, donnent lieu à une définition dans le glossaire de la page 187.

Préambule

Personne bardée d'un stéthoscope, dont le métier est de soigner des malades. Il y a fort longtemps que le médecin a fui son image d'Épinal. La médecine, aujourd'hui, se compose d'une mosaïque de métiers autour de trois branches : les sciences biomédicales, la santé publique et la médecine clinique.

Il n'est plus possible de parler du médecin sans le mettre en relief par rapport à ces trois disciplines très dissemblables et dont les passerelles de l'une à l'autre sont devenues tortueuses et fragiles.

Des biomédecins, vous connaissez surtout l'image. Ils sont présents sur tous les médias, anonymes derrière leur blouse blanche, jamais pontifiants ni revendicateurs malgré leurs éprouvettes gorgées des promesses de l'immortalité. Depuis le milieu du XXe siècle, ils apparaissent à chaque annonce de miracle thérapeutique ou de catastrophe sanitaire. Ils sont hors d'atteinte et hors concours. Ils portent à eux seuls tous les progrès vertigineux de l'imagerie, de la génomique, de la biologie moléculaire et des explorations microtechnologiques.

Des médecins de santé publique, vous ne connaissez souvent que leurs initiales : DDASS, DRASS, PMI, HAS, CNAM, INPES, AFSSAPS, INVS, OMS. Ces sigles sont leur fierté et leur singularité. On ne les voit jamais, mais leur autorité est omniprésente par le biais de l'épidémiologie : la plus belle et la plus obscure des sciences médicales. Dans un monde parfait, la santé publique et l'épidémiologie sont la forme suprême de l'action médicale et de la rigueur scientifique… Mais je me suis laissé dire que le monde est imparfait.

Quant aux cliniciens, ce sont ceux que vous connaissez le mieux puisqu'ils s'intéressent d'abord à vous. Médecine, chirurgie et obstétrique sont les disciplines du diagnostic et du soin individuels. Vous êtes leurs clients et leurs patients. Ces cliniciens ont pour mission d'adapter les connaissances biomédicales à votre histoire singulière. C'est de plus en plus difficile, car ils subissent une double pression qui entrave l'autonomie dont ils ont besoin pour vous aider. D'une part, votre demande, influencée par les miracles de la biomédecine télévisée, est parfois déraisonnable. D'autre part, les pressions de la santé publique sont de plus en plus fortes en raison de la prépondérance des thèmes sanitaires dans la politique.

Cela explique en grande partie la désertion des métiers du soin au profit des médecines scientifiques et administratives où les injonctions sont moins paradoxales. Cela peut expliquer partiellement pourquoi les médecins de terrain ont un taux de suicide double de celui de la population générale. Ce ratio est encore plus élevé pour les dépressions et addictions.

Rassurez-vous, je ne souhaite parler que des médecins heureux, le bonheur est la condition *sine qua non* de leur utilité. Accepter de répondre à la question titre de ce livre, c'est déjà affirmer l'existence du bonheur médical.

Parler de l'utilité du médecin revient à faire de l'épistémologie : mot savant pour désigner la philosophie des sciences. Nous allons donc faire de l'épistémologie médicale. Non, ne partez pas, je vous promets une épistémologie vivante, illustrée par mes patients. J'ai eu beaucoup de chance, chacun d'eux a été un condensé d'épistémologie médicale.

N'étant pas un authentique épistémologiste, je vais devoir tricher un peu. Il se trouve que j'ai un diplôme d'épidémiologie que j'ai fort peu utilisé, lui préférant le soin primaire. Je vais profiter du hasard de la ressemblance phonétique entre épistémologie et épidémiologie pour vous faire croire que c'est pareil… Tiens… En écrivant… Je constate qu'en fait, c'est presque pareil… Je tricherai donc un peu moins…

Parlons donc des cliniciens, puisque ce sont eux que vous préférez. Ils sont plébiscités dans tous les sondages d'opinion. Les généralistes ont la palme d'or avec 91 % d'opinions favorables, suivis de très près par les spécialistes et chirurgiens avec 90 %, puis par les médecins hospitaliers avec 88 %. De quoi faire pâlir de jalousie les plus populaires de nos étalons de l'électoralisme !

Ce même sondage, qui met en relief la gloire des médecins, les montre aussi très critiques avec le système de santé puisque 82 % d'entre eux estiment qu'il se détériore[1].

À quoi donc peuvent-ils sérieusement servir ces cliniciens qui ont à porter le paradoxe d'être les enfants chéris d'une médecine dont ils estiment qu'elle se dégrade ?

De quel clinicien allons-nous parler ? J'avoue avoir une préférence pour le généraliste. Allez savoir pourquoi ? Ce métier-là n'est pas monolithique non plus, il peut s'exercer de mille manières. De la psychothérapie nonchalante à la médecine roborative armée de scanners. De la médecine à exercice particulier (dite MEP ou alternative) à l'académisme exalté. De l'artisanat pour patients fidèles au stakhanovisme pour assurés sociaux. De l'éducation à la consommation. De l'administration à l'aventure. Chaque médecin affiche ses préférences dans lesquelles il entraîne une clientèle progressivement triée. À moins qu'inversement, ce ne soient les patients qui imposent, petit à petit, leur mode de fonctionnement. Peu importe, tôt ou tard, ils finissent par se ressembler. De colloques en colloques singuliers, chacun tend vers la médecine à laquelle il aspire ou obtient celle qu'il mérite.

C'est à moi que la question est posée, mais comme nous nous ressemblons un peu, je me demande à quoi nous pouvons servir ensemble…

Et si c'était à contraindre la science médicale à la modestie, au pragmatisme et au progrès…

Chapitre i

Jeune Afrique

À soigner évidemment. Quelle question saugrenue et impertinente !

Soyons honnêtes, ce n'est que dans mon enfance de médecin que je la trouvais saugrenue. Mon activisme de débutant laissait peu de place au doute. Ce beau métier avait forcément été pensé par ceux qui me l'avaient enseigné. Nul ne pouvait ébranler le piédestal de mes héros : ces artisans de la chair et de la détresse qui m'avaient précédé.

Et puis, la maturité fait sourdre les questions, accessoires ou essentielles, selon le besoin de récréations sociologiques ou de prétentions philosophiques. Quelques praticiens se permettent de susurrer l'interrogation entre confrères lorsque leur ventre est plein : à quoi servons-nous vraiment ? Le risque d'une telle question est faible, car la notabilité de la médecine est bien assise. Le jeu de la provocation est un luxe de nantis.

Mais qu'un intrus vienne la poser sommairement. À quoi sert un médecin ? Cette trivialité agace ou effarouche, allant jusqu'à susciter le corporatisme des plus rétifs. Nous avons bien le droit d'avoir des errances dans ce métier complexe, sans que les ignorants ou détracteurs qui rodent autour de nos blouses blanches ne viennent les ternir !

Déshydratation aiguë des nourrissons

Tout a commencé en Afrique, là où le blanc de ma blouse était vraiment criard.

Après la révolution dorée de 1968, partir était une impérieuse liberté, une envie de repousser le moment de la notabilité. Luxe inouï du plein-emploi.

Ce continent est le paradis des questions, ou leur enfer, selon le point de vue. Mon intrépidité ou ma candeur y ont fait jaillir les questions bien avant l'âge mûr, me dédouanant ainsi du luxe des nantis.

Les infirmières et infirmiers de Libreville ou de Bobo-Dioulasso posaient les perfusions épicrâniennes avec une prodigieuse habileté sur les nourrissons déshydratés et mourants. Trois jours après, les enfants repartaient réhydratés et guéris. Je touchais enfin le soin.

Je le tenais.

J'étais arrivé sur ce noir continent, fougueux comme un boy-scout, arrogant comme un vieux colon, académique comme un jeune diplômé. Puis les infirmiers m'ont appris à dénicher d'invisibles veines épicrâniennes et cette nouvelle expertise m'est apparue fondamentale. Déceler le filet bleuté d'un millimètre de diamètre sous la peau mate et mince du crâne du nouveau-né, y glisser l'aiguille ultra-fine, libérer le cathéter et y voir passer les gouttes miraculeuses, m'emplissait de bonheur.

Les infirmières avaient une prodigieuse habileté. J'étais un gamin de leur art. Tant d'années d'études pour ne jamais atteindre la perfection du soin des infirmiers gabonais… Non, le médecin devait forcément servir à autre chose…

Trois semaines ou trois mois plus tard, les mêmes enfants revenaient, plus déshydratés et plus mourants. Le miracle en gouttes s'accomplissait parfois encore une ou deux fois, puis la sélection naturelle faisait son travail… Savoir si cette loterie était indépendante des cathéters commençait par m'obséder… Médecins, infirmières, infirmiers, parents même, nous nous mettions d'accord pour décider que les morts étaient imputables au destin et les survivants à la médecine. C'était bien ainsi.

Perfusions intrapéritonéales, césariennes, ponctions lombaires, hernies étranglées, trachéotomies, forceps, les infirmiers et les sages-femmes m'ont tout appris. Ils savaient tout faire, elles osaient tout faire. L'Afrique est un terreau médical, une urgence permanente.

Espérance de vie

Puis les questions s'accumulaient. Bien trop vite. Bienheureux celui qui ne s'en pose plus. Sur la terre gabonaise dans les années 1970, l'espérance de vie à la naissance était de quarante-cinq ans. Je n'aime guère le mot « longévité », je lui préfère « espérance de vie », c'est un indicateur sanitaire d'allure psychosomatique : « espérance » pour le psychisme et « vie » pour le somatique. Au Gabon, l'espérance était faible, elle est meilleure aujourd'hui. Dans d'autres pays d'Afrique, elle n'a pas bougé. Les médecins ont pourtant afflué. Osons le dire, notre impact sur le « psy » et le « soma » des indicateurs sanitaires a été médiocre.

Je le savais déjà en arrivant : pour les sociologues et les démographes les plus optimistes, la part des soins médicaux sur le niveau de santé d'une population est inférieure à 30 % ; pour les plus pessimistes, elle n'est que de 10 %. Cinq ans plus tard, il fallait que je me dépêche de quitter l'Afrique, j'étais en train de sombrer sous le seuil des plus pessimistes…

Je m'étais trompé d'études. Je n'avais pas fait celles qui permettent de construire des lignes électriques, des réseaux d'eau potable, des stations d'épuration, des écoles, des maisons. Les ingénieurs africains qui avaient fait ces études repartaient en France, faute de budget. Les hôpitaux recevaient un peu plus d'argent à cause de la pitié. Un enfant déshydraté est plus photogénique pour la compassion qu'un marigot souillé ou une piste défoncée. J'aurais aimé construire des routes pour que les paysans puissent vendre leurs produits à la capitale afin d'aider leurs enfants à monter dans l'ascenseur social. Pas de route, pas d'électricité, pas d'ascenseur, social ou non.

Tant de routes, tout seul, sans bulldozer, me paraissait irréaliste ! J'avais mal au dos au premier coup de pioche ! Les diagnostics étaient bien plus faciles à faire. Une parturiente dont l'enfant, bloqué dans son bassin, ne progressait plus signait l'obligation d'une césarienne, puisque les hanches africaines ont l'accouchement facile. La peau d'un enfant qui gardait le pli quand on la pinçait signalait la gravité de la déshydratation et l'urgence de la perfusion. Une forte fièvre de trois jours avec des yeux jaunes était la signature du paludisme. Un gros ventre chez l'enfant était le signe du kwashiorkor* ; chez l'adulte, celui d'une ascite par cancer du foie. Ces diagnostics à la simplicité quasi mathématique ne me faisaient mal ni au dos ni à la tête, parfois peut-être, un peu au cœur… On s'habitue… La meilleure façon de supporter la misère est de s'y baigner avec l'entrain d'un sauveteur, les veines épicrâniennes bleutées des nourrissons étaient le filin qui me protégeait de la noyade…

À quoi sert un médecin en Afrique subsaharienne ? Je n'oserai pas répondre à cette question. Je ne dirai rien qui puisse amoindrir l'enthousiasme de ceux qui partent, de ceux, Blancs ou Noirs, admirables, qui restent. Ils serviront toujours à quelque chose à condition d'écouter attentivement tout ce que leur expliqueront les infirmières et infirmiers formés sur cette terre rouge aux mille parasites. Ceux-là en ont le savoir intime, ils comprennent, ils agissent et ils servent…

À soigner évidemment.

Revenir

C'est la réponse qui désormais m'apparaît saugrenue. Non, le médecin n'est pas un soignant, du moins, pas plus que les autres. Tout le monde est soignant, le voisin avec ses conseils, la grand-mère avec ses remèdes, le confesseur avec sa bénédiction, les amis qui tapotent le dos, la mère qui essuie le front, le parent qui ajuste la couverture, le clocher avec son carillon, la radio et la télévision avec leur lumière toujours allumée, Internet avec ses réponses plus rapides que les questions. Chacun de nous possède plusieurs soignants et autant de soignés. Le soin est un invariant des espèces sociales.

Ce n'est décidément pas le soin qui peut définir le médecin…

Il faudrait faire intervenir la science. Hélas, l'incompatibilité structurelle entre science et soin est si profonde, si ancienne, si persistante que la démonstration est vouée à l'échec. Pourquoi redire pour la énième fois ce que les philosophes, épistémologistes, sociologues et autres humanistes penseurs répètent inlassablement quant à l'échec de la médecine scientifique dans le soin individualisé ?

Les sciences biomédicales sont les prémices indispensables, les merveilleux outils qui imposent le respect de leurs progrès vertigineux, mais elles viennent se fracasser irrémédiablement sur les portes du soin. Tout est là. Essayons de comprendre pourquoi et nous pourrons peut-être deviner à quoi peut servir un médecin.

Il nous faut alors quitter l'Afrique pour rejoindre ce que l'on a coutume d'appeler l'Occident. Là où pouvoir poser incessamment de nouvelles questions est un privilège issu des réponses obtenues aux plus élémentaires. Là où je n'aurai plus à rougir de mon infériorité infirmière. Là où j'avais la certitude qu'il restait un espace diagnostique et thérapeutique considérable pour poser mes marques sur la vie, même si – je le savais déjà – elles sont moins visibles qu'un cathéter dans des veines épicrâniennes. Là où le soin est un droit. Là où la santé en est presque un.

Chez nous quoi.

Désertification du soin

Par réflexe, par coutume, en évoquant la médecine, nous avons parlé du soin, comme si l'analogie était évidente. Pourtant, aujourd'hui, les médecins qui pratiquent le soin sont de plus en plus rares. À la fin des études médicales, diplôme en poche, ceux qui se destinent au soin médical, chirurgical ou obstétrical sont devenus la minorité. Il n'y aura bientôt plus assez de mains à poser sur les ventres des patients. En 1980, lors du choix des postes après l'internat, les premiers reçus choisissaient les disciplines chirurgicales complexes (cardiaques, thoraciques, traumatologiques). Aujourd'hui, le major de l'internat choisit endocrinologie ou dermatologie et sa carrière risque de sombrer en diététique ou cosmétique dilettantes sous la pression des demandes. Il faut attendre la centième place pour voir se remplir les premiers postes de chirurgie. Quant à l'exercice en mode libéral, il n'attire même pas 10 % des jeunes diplômés.

Cette désertification du soin primaire est encore plus criante en médecine générale. Quelques gouvernements s'en alarment pour des raisons essentiellement financières, car les spécialités, de plus en plus techniques, sont de plus en plus coûteuses. Les ministères essaient de raviver la flamme de la sacro-sainte « vocation » pour la médecine de proximité… Trop tard.

Aujourd'hui, longtemps après mes années tropicales, l'une de mes tâches d'enseignant à la faculté est d'essayer d'orienter les meilleurs vers la médecine générale. Dur, très dur. Il faut de l'utopie bardée de militantisme. Nombreux parmi les ultimes inconditionnels de la médecine globale et clinique voient le tiers-monde comme son dernier écrin. Et revoilà le terreau médical de l'Afrique et sa pratique humanitaire, grande pourvoyeuse d'emplois et de destinées. Ces nouveaux médecins, mieux formés, comprennent cependant très vite que la pratique subsaharienne n'est pas clinique, mais logistique. Ils rejoignent des ONG où le génie civil a désormais pris le pas sur la médecine. La question persiste, lancinante, faut-il vraiment avoir fait des études de médecine pour cela ?

À quoi servent les études de médecine ?

À produire de la médecine et des médecins, pas des soignants.

CHAPITRE 2

L'OBSESSION DU DIAGNOSTIC

Que ne l'ai-je dit plus tôt ? Le médecin sert à faire des diagnostics, c'est son premier rôle, peut-être le seul.

Alors que le soin est partagé par tous, les médecins ont l'exclusivité du diagnostic. C'est leur image de marque, c'est le préalable indispensable au soin, sa condition nécessaire. Le médecin qui se hasarde à soigner sans diagnostic est méprisé par la Faculté et suspecté de mercantilisme.

Le diagnostic est la partie noble de l'acte médical. Les errements thérapeutiques, même les pires, sont volontiers pardonnés ; les erreurs de diagnostic, même les plus inéluctables, restent ancrées dans la mémoire des patients et des médecins.

Chez l'étudiant et le jeune médecin, le diagnostic est une obsession. Pendant mes études, la thérapeutique était abordée seulement au cours de la dernière année et avec un mépris mal dissimulé par les enseignants. Chirurgie mise à part, la thérapeutique était alors une affaire de marchands, pas un thème universitaire.

Aujourd'hui, les progrès réels de la pharmacologie et la participation des professeurs aux fameux essais cliniques ont un peu redoré l'image universitaire de la thérapeutique et introduit le médicament dans la Faculté. Pour le meilleur et pour le pire. Cependant le diagnostic reste l'idéal médical.

Bizutage rural

Après les tropiques, la médecine rurale m'apparut comme une suite logique, subtil mélange de soins primaires à l'africaine (petite chirurgie, accouchements) et de diagnostics à l'européenne. Ce fut la plus longue période de ma vie professionnelle.

Lors de la première semaine de mon installation dans ce village de deux mille âmes provençales, une femme au visage inoubliable pénètre dans mon bureau… Dix minutes après, elle est toujours perdue en de tortueuses parlotes sans avoir abordé le motif de sa consultation… Je me demande vraiment pourquoi elle est venue me voir… Pendant son soliloque, je la regarde attentivement, son visage ne m'est pas étranger… J'acquiers la certitude de l'avoir déjà vue quelque part… Mais où ? Je ne connais encore personne dans cette région où nous avons décidé de poser les valises et la famille, après nos aventures africaines. Elle continue en me parlant du village qui a vraiment besoin d'un jeune médecin. Allusion à l'autre devenu trop vieux. Le ton sur lequel elle me dit cela ne laisse aucune place au doute. Il est impératif que je sois meilleur que l'autre, sinon j'aurai la vie dure, moi « l'estranger » fraîchement diplômé. Qu'est donc venue faire dans mon cabinet cette étrange femme que je suis certain d'avoir déjà croisée ?

« – Eh bien, docteur, vous pouvez me dire ce que j'ai ? »

Alors que j'ignore toujours le motif de sa visite, sa question tombe comme un coup de tonnerre, avant tout examen ou tout préambule médical. Passant du coq à l'âne que je suis supposé être.

« – Hein docteur, est-ce que vous pouvez me dire ce que j'ai ? »

Elle attend les bras croisés… Je ne m'émeus pas d'une absence de diagnostic à ce stade prématuré de la consultation… Puis tout à coup, c'est le déclic… Je sais où j'ai déjà vu cette femme… Dans un livre d'endocrinologie… Au chapitre de l'acromégalie, une maladie rare de l'hypophyse où cette glande grossit et produit trop d'hormone de croissance provoquant un gigantisme des mains, des pieds et de certaines parties du visage. La maladie est lente et l'aspect des patients finit par devenir caractéristique au point qu'ils se ressemblent tous. Bien sûr, elle n'est pas la patiente du livre, mais elle lui ressemble comme une sœur. Je me lance :

« – Oui madame, une acromégalie. »

Je dis cela avec le même aplomb que celui avec lequel elle avait posé sa question.

La scène qui suit est plus facile à vivre qu'à décrire. Sa bouche se met à béer comme nulle bouche ne l'avait fait depuis longtemps. Ses bras vont baller lourdement le long de ses fortes cuisses. Le silence qui imprègne sa béatitude contraste avec sa logorrhée précédente… Médusée… Puis la parlote reprend ses droits… « Alors ça par exemple… Un petit médecin tout nouveau qui trouve en deux secondes… Les professeurs n'avaient rien vu… Rien qu'en me regardant… Ah ça, vous êtes fort… Ah quand je vais annoncer ça au village… »

Je la laisse continuer son marmonnement en savourant le plaisir de cette victoire inespérée… Était-elle une déléguée des villageois pour me tester ? J'ai toujours un doute sur ce point. Si c'était vrai, elle a rempli son contrat, je n'ai plus jamais eu à me soucier de la publicité de mon cabinet médical.

Hélas, cet épique exploit ne m'a été d'aucun apport professionnel, puisque je n'ai jamais revu d'acromégalie tout au long de ma carrière…

Je dois à la modestie de dire qu'à un stade évolué de la maladie, le diagnostic est facile. La lente progression de la maladie et l'absence de symptômes évocateurs font que ce diagnostic était toujours tardif avant la généralisation du scanner. J'ai peut-être ignoré d'autres acromégalies débutantes qui seront découvertes par hasard lors d'un scanner pour un banal mal de tête.

Les diagnostics vitaux

Chez tous les médecins, jeunes ou vieux, le diagnostic est une obsession. Ils ont acquis la certitude qu'il est le meilleur critère d'évaluation de leur expertise. Cette conviction leur vient d'un enseignement clinique issu du grand mandarinat des deux siècles précédents, d'un certain goût des patients pour l'énigme médicale et aussi de cette exclusivité jalousement revendiquée sur le diagnostic qu'ils ne partagent avec aucun autre métier de soignant.

Alors, demandez aux médecins à quoi ils servent. Les plus puristes répondront en priorité : à faire des diagnostics. La thérapeutique viendra ensuite en ordre dispersé avec le soin, l'accompagnement ou l'empathie. Les plus honnêtes oseront ajouter que tous les actes qui n'ont pas la majesté du diagnostic sont prosaïquement d'ordre alimentaire. Il faut bien vivre entre deux prouesses diagnostiques ! Cela est d'autant plus vrai qu'aujourd'hui, les tâches administratives du médecin sont devenues envahissantes : contraintes des organismes payeurs, certificats inutiles pour protéger le club de sport contre d'anonymes juridictions, permis pour affranchir l'assistante maternelle ou attestations doucereuses destinées à séduire un employeur ou un gendarme. Tous ces petits papiers qui se génèrent par contagion et servent de nourriture à un *big brother* jamais rassasié. Le médecin, commerçant contraint à ces prestations dénuées de toute médecine, en arrive parfois à oublier le diagnostic. Lorsque, entre deux appels téléphoniques de patients en conflit avec la Sécurité sociale pour un remboursement contesté, il parvient à faire un examen clinique suivi d'un diagnostic non dérisoire, il retrouve l'absolu de son métier, l'idéal de sa jeune médecine. Il savoure alors en silence cet instant trop rare. Peu importe que cet acte ne soit pas rémunéré à sa juste valeur, il se rattrapera plus tard en estampillant l'un des papiers quadrillés de notre décadence normative.

Le paiement à l'acte, encore acceptable à des époques empreintes d'un humanisme pragmatique, devient inflationniste dans nos sociétés technocratiques et marchandes. Son maintien présente un risque réel pour le système de protection sociale.

Je vais être encore plus puriste en disant que les médecins ne servent qu'à faire les rares diagnostics pour lesquels une intervention médicale ou chirurgicale peut changer le cours d'une vie. Soyons modestes et réalistes, il est bien rare qu'un médecin sauve une vie au sens restrictif du « tout ou rien », c'est-à-dire : mort sans son intervention ou longue vie en bonne santé grâce à elle. Lorsque j'enseigne la médecine générale, il m'arrive de décevoir les étudiants en leur disant qu'ils ne seront réellement indispensables que dans une dizaine de situations bien précises qui représentent les « diagnostics vitaux ». Avec l'expérience, sans concession au panache, nous pouvons dire qu'en dehors de la traumatologie, ces situations ne sont heureusement pas très nombreuses : urgences abdominales (appendicite, péritonite, occlusion, grossesse extra-utérine et cholécystite aiguë*), urgences infectieuses (septicémie, méningite, pyélonéphrite* et neuro-paludisme*), urgences vasculaires (phlébite surale* et quelques infarctus), détresses respiratoires, choc anaphylactique* et enfin quelques urgences psychiatriques à haut risque d'agression ou de suicide.

C'est tout. Cinq lignes et un peu plus de dix doigts suffisent à prémunir le jeune médecin contre les principales erreurs impardonnables de sa future carrière. En dehors des traumatismes, les véritables urgences médicales et chirurgicales restent rares. Aujourd'hui, la tendance est à « l'urgentisation » de tous les symptômes et de toutes les maladies. Lucre, angoisse de la mort, échos des médias, tout concourt à renforcer le marché de la santé dont ces nouvelles pseudo-urgences sont la plus efficace image publicitaire.

Sans aucune intention d'amoindrir les drames individuels que représentent les maladies cancéreuses, osons dire qu'elles n'ont jamais le caractère d'urgence diagnostique que l'on veut, à tout prix, leur attribuer. Ce sujet, hautement polémique, a été largement traité dans les revues professionnelles[2]. Quant aux interventions précoces sur les accidents vasculaires, leur gain, en termes d'espérance et de qualité de vie, est bien plus modeste qu'on ne le fait accroire.

Que nul ne se méprenne sur mes propos. Il est évident qu'il faut parvenir à faire tous les diagnostics et trouver pour chacun d'eux le traitement présentant le meilleur rapport bénéfice/risque, néanmoins rares sont les diagnostics à faire dans l'urgence.

Certains mots diagnostiques sont parfois plus lourds à porter que les maladies qu'ils désignent.

Béatrice

Cela faisait déjà quelques mois que j'étais installé. Ma réputation commençait à être bien assise. Béatrice vient pour un mal de ventre. Motif de consultation fréquent, banal et très délicat pour le médecin, car moins de dix sur cent évoquent un diagnostic digne d'attention et de surveillance et moins de un sur cent représente un risque vital. Je l'examine – sans doute un peu trop vite – je ne lui fais pas de toucher vaginal, elle est jeune, moi aussi, le jeune médecin est parfois soucieux d'éviter toute ambiguïté. Elle a trois jours de retard de règles. Je la connais peu. L'ayant vue deux ou trois fois pour des broutilles, j'en conclus – sans doute un peu trop vite – qu'elle est pusillanime. D'habitude, elle est bien réglée, mais ses règles sont souvent douloureuses, me confie-t-elle. Elle n'est pas anémiée, elle est en bon état général. Voilà de quoi me rassurer – sans doute un peu trop vite – et lui transmettre mon assurance du haut de ma jeune pratique…

Le lendemain matin, à cinq heures, son mari m'appelle. Ils ont attendu pour ne pas me déranger puisque je les avais rassurés. Ils ont passé une mauvaise nuit. Béatrice a de plus en plus mal. L'examen révèle un ventre tendu et douloureux à la moindre palpation. Elle est fatiguée, anémiée, sa tension est bonne mais son cœur bat vite, elle est légèrement fébrile. Je préviens la clinique de la ville voisine que je leur envoie immédiatement une patiente pour un « abdomen aigu chirurgical » dont j'ignore l'origine…

Béatrice avait une grossesse extra-utérine de plus d'un mois. Ses dernières règles devaient probablement avoir été un saignement anormal. Sa grossesse venait de se rompre et elle avait un début d'hémorragie. Elle aurait pu mourir quelques heures plus tard. Combien de temps suis-je resté prostré avec l'idée de me cacher sous la terre ? J'avais envie de fuir le village avec ma femme et mes enfants et de repartir le plus loin possible. Le chirurgien a été sympathique, il leur a expliqué que les fausses règles ont compliqué le diagnostic. Il n'a pas fait de remarques sur l'absence de toucher vaginal. Il avait dû être jeune avant moi !

Béatrice et son mari m'en ont un peu voulu, beaucoup moins que je ne l'aurais pensé. J'ai présenté des excuses, j'ai reconnu mon erreur, j'avais besoin de leur parler, d'exorciser mon mal-être. Était-ce ma récente prouesse diagnostique de l'acromégalie qui avait sauvé mon avenir professionnel dans ce village ? Je n'en sais rien. L'alchimie des relations et des renommées est complexe, je mourrai ignorant sur ce point.

Après Béatrice, il n'y eut plus aucun ventre ou vagin suspect que je n'explorasse méticuleusement.

Au diable la suspicion ou le mal-être, je ne devais être qu'un médecin et rien d'autre. Pas de perfection clinique sans abolition des ambiguïtés.

Cette erreur m'a servi deux fois dans ma carrière. Plus exactement elle a servi à deux patientes porteuses d'une grossesse extra-utérine. Leur ai-je sauvé la vie ? Possiblement. Peu importe qu'elles en aient eu ou non conscience. Entre ces deux cas, l'arrivée de l'échographie avait facilité les choses, il suffisait de ne pas négliger l'éventualité d'un tel diagnostic pour en avoir la confirmation immédiate. Bel exemple de l'utilité des progrès de l'image pour la sérénité des médecins et l'intérêt des patients. Toujours penser aux « diagnostics vitaux » est le leitmotiv du médecin.

À quoi sert un médecin ?

À éviter les morts évitables.

Ne sert-il vraiment à rien d'autre ?

Si probablement, mais tout le reste me paraît être littérature…

Heureusement, j'aime aussi la littérature…

Chapitre 3

Anni mirabiles

Osons un énorme raccourci historique : l'histoire de la vie, de la clinique et du diagnostic s'est écrite en six ans !

Tout ce qui a permis de libérer la médecine de l'ésotérisme, de la dictature et de la magie, pour aboutir à l'apogée clinique et diagnostique du XXe siècle, s'est déroulé entre 1859 et 1865 ! Parfaitement !

Ces six années ont été les plus fertiles de l'édition dans le domaine des sciences de la nature, elles ont jeté toutes les bases de la biologie et de la physiologie modernes, bouleversé toutes les idées reçues et créé le paradigme toujours actuel des sciences du vivant.

En 1859, Darwin publie son livre *De l'origine des espèces* qu'il prépare depuis vingt ans. Cet ouvrage est fondateur de la biologie en tant que science. Cette ancienne discipline d'observation possède enfin une théorie qui lui fait immédiatement acquérir le rang de science « dure ». Darwin ignorait que, très peu de temps auparavant, Virchow venait de publier un autre ouvrage majeur *Pathologie cellulaire* consacrant la cellule comme unité du vivant et la division cellulaire comme unique moyen de produire une nouvelle cellule. Darwin aurait tant aimé connaître cette division cellulaire, génératrice de matière vivante et susceptible de tous les assemblages et transformations, cela aurait fourni le meilleur support théorique à la sélection naturelle et à l'évolution. Virchow confirme ces transformations incessantes de la vie et affirme que toute pathologie résulte d'une altération des cellules et de leurs divisions.

En 1862, Pasteur anéantit la vieille croyance en une génération spontanée de la vie et publie ses travaux sur ces « corpuscules organiques » qu'on appellera microbes. Ce sont eux qui sont à l'origine des maladies. L'organisme peut s'en protéger si on l'aide à fabriquer des substances toxiques pour ces microbes. Pasteur en développera avec succès sur le modèle pratique de la « vaccine » de Jenner.

En 1865, Claude Bernard publie l'aboutissement d'une vie de recherche : *Introduction à la médecine expérimentale* que l'on ose comparer au *Discours de la méthode* d'un certain Descartes. Claude Bernard avait compris et révélé l'importance de notre « milieu intérieur ». Notre organisme possède une aptitude à maintenir son équilibre physiologique autour de

« constantes ». Tout écart provoque la réaction de certains organes qui émettent alors des « humeurs » susceptibles de modifier l'action d'autres organes. Ce nouvel « humorisme » de Claude Bernard est différent de celui des quatre humeurs (cf. *infra*) de Galien quant au nombre indéfini des humeurs et à la notion très novatrice de « feed-back » qui a permis, entre autres, d'amorcer la compréhension du terrible diabète insulinodépendant.

Pour Claude Bernard, toute pathologie est le déséquilibre d'une fonction physiologique préexistante.

1859-1865 : en ces six années merveilleuses, on avait tout compris de la vie et de l'origine des maladies. La vie était un assemblage de briques élémentaires en évolution et interactions incessantes. Les maladies avaient trois grandes causes : les anomalies cellulaires, le déséquilibre du milieu intérieur et l'agression par des microbes. Que pouvait-on apprendre de plus ?

Qu'apprendrait-on réellement de plus ?

Naissance de la clinique

Pourtant, l'art clinique, lui, n'avait pas attendu la publication de ces quatre découvertes fondamentales. Depuis un siècle, les cliniciens avaient patiemment élaboré diverses méthodes permettant d'isoler des symptômes concrets dans le brouillon des mots des patients et la cacophonie de leurs plaintes. Sydenham avait ouvert la voie au XVIIe siècle, puis au siècle suivant, Corvisart, Cabanis, Bichat, Laennec furent parmi les plus prestigieux de ces cliniciens. Sans trop de chauvinisme, il est classique de faire naître la science clinique en France, à la fin du XVIIIe siècle, peu avant la Révolution.

Nul mieux que Foucault n'a décrit cette période scientifiquement et historiquement agitée pendant laquelle de minutieux observateurs ont su créer de nouveaux « objets » de sciences : les maladies au sens médical actuel de ce terme. « La clinique, invoquée sans cesse pour son empirisme, la modestie de son attention et le soin avec lequel elle laisse venir silencieusement les choses sous le regard sans les troubler d'aucun discours, doit sa réelle importance au fait qu'elle est une réorganisation en profondeur non seulement des connaissances médicales, mais de la possibilité même d'un discours sur la maladie[3]. »

Le microscope et la dissection enfin autorisée sans limite avaient parachevé les connaissances anatomiques. Si la physiologie était encore balbutiante, le corps physique n'avait plus de secret. Le rapprochement entre les lésions anatomiques constatées *in vivo* ou sur les cadavres et les symptômes réorganisés par les médecins constitua la méthode anatomoclinique dont Laennec fut le principal promoteur. En 1816, ce génial Breton inventa le stéthoscope qui deviendra vite un blason, véritable label de l'accession au diagnostic.

Ainsi, grâce à l'interrogatoire minutieux, à la palpation, à la percussion et à l'auscultation, les diagnostics étaient de plus en plus précis, et leur confirmation par le microscope glorifiait le médecin savant aux yeux du patient. Lorsque les microscopes, incisions ou ponctions ne pouvaient pas intervenir en raison de la profondeur du mal, c'est la dissection anatomique qui apportait la confirmation sur le cadavre du malade qui, malheureusement, n'était plus en mesure de célébrer la gloire du diagnostiqueur.

Peu importe, la science clinique était bien née. Identifier les cellules, voir les microbes ou mesurer le milieu intérieur ouvrait la porte à tous les diagnostics possibles. Plus rien ne saurait arrêter les cliniciens dans leur course à la vérité. Enfin terminées, les allusions fallacieuses aux médecins de Molière et à leurs péroraisons. La biologie, la médecine et la clinique étaient en train de devenir des sciences exactes.

La parole confisquée

Petit à petit, cette nouvelle autorité des médecins devint telle qu'ils pouvaient guider la parole du patient jusqu'à ce qu'il arrive lui-même à formuler un diagnostic au bord de toutes les lèvres.

« –Vous toussez ? – Oui, mais… Assez souvent ? – Oui mais parfois… – Vous crachez ? – Un peu lorsque je… – Dites-moi, crachez-vous ou ne crachez-vous pas ? – Oui, on peut dire que je crache si… – Et ces crachats sont-ils sanguinolents ? – Je n'ai pas fait attention, je… – Réfléchissez bien, la présence de sang est très importante pour le diagnostic. – Peut-être un peu, en y réfl… – Et ce sang est-il bien rouge ? – Rouge ! Eh bien, le sang… – Êtes-vous fatigué ? – C'est-à-dire que je trav… – Souvent fatigué ? – Oui, le soir quand… – Très bien, je vais ausculter vos poumons. – Dites-moi, docteur, vous ne penseriez pas à la tuberc… – Je ne pense à rien, taisez-vous, j'écoute… – Et alors docteur ? – Eh bien maintenant, il faudra que vous crachiez fort pour que l'on examine vos crachats au microscope… »

Ne nous moquons pas. La naissance de la clinique a été un miracle pour la médecine et les patients. Sa rigueur méthodique a permis les progrès médicaux que nous connaissons, mais elle a généré deux corollaires : la disqualification de la parole du malade et la négation des pathologies dites « fonctionnelles ».

Les mots des patients n'ont plus été pris en compte, ils devenaient dérisoires dans l'élaboration de la chaîne des causalités conduisant au diagnostic définitif.

Un seul symptôme énoncé (toux, douleur, fatigue) enclenchait le processus des explorations cliniques, microscopiques et physiologiques. Le but, fort louable, étant de s'assurer qu'il n'existait aucune maladie « anatomoclinique », c'est-à-dire aucune maladie grave. Cette saynète du patient qui tousse caricature l'une des trois obsessions des médecins du début du xxe siècle, lorsque n'existait encore aucun traitement médical efficace. Il ne fallait rater ni une indication chirurgicale, ni les deux principaux diagnostics médicaux de cette époque : la tuberculose afin d'envoyer les patients au sanatorium, la syphilis afin de prévenir d'autres contaminations sexuelles.

Maladies organiques et fonctionnelles

Ainsi, les toux qui ne relevaient pas de la tuberculose étaient considérées comme négligeables. La méthode anatomoclinique a établi une séparation toujours actuelle entre maladies « organiques » et maladies « fonctionnelles ». On avait la tuberculose ou « rien ». Le rien médical est le dépotoir de l'ignorance, le placard du fonctionnel et du psychosomatique. Avec le temps, ce « rien » de la toux s'est enrichi d'au moins trois grandes entités : hyperréactivité bronchique (asthme, bronchite, allergies), rhinorrhée postérieure (rhino-pharyngite, sinusite) et reflux gastro-œsophagien, car les médecins ont trouvé les liens anatomiques et biologiques correspondants. Aujourd'hui, il subsiste un petit « rien » de la toux et, n'en doutons point, il se réduira encore…

Conscients, dès le début, de cette lacune, les médecins se sont toujours efforcés de nommer les maladies, même sans preuve anatomique ou biologique. L'apposition d'un mot à un état, étant le moyen le plus sûr de stimuler la recherche et la contradiction. Au début du XXe siècle, si les médecins soignants n'avaient que trois honorables obsessions, les médecins diagnostiqueurs, eux, étaient en liesse, puisqu'ils avaient répertorié plus de 20 000 maladies !

Hélas, la pauvreté de la thérapeutique médicale était désolante. Les médicaments efficaces étaient rares : l'aspirine pour la fièvre, quelques antalgiques, la digitaline pour le cœur et des antitussifs ou autres remèdes symptomatiques mineurs.

Liesse du stéthoscope en 1813, apogée de la biologie en 1865, à quoi servait un médecin au XIXe siècle ?

À dresser la liste des maladies.

Chapitre 4

Chacun sa croix

Deux vraies questions d'épistémologie médicale, qui devraient pourtant susciter d'interminables débats, obtiennent toujours des réponses claires et tranchées.

Y a-t-il des maladies sans plainte ?

Y a-t-il des plaintes sans maladie ?

À chacune de ces questions, plus de 99 % des personnes interrogées – étudiants, médecins ou patients – répondent oui. Cela signifie que le thème de la maladie totalement silencieuse et celui de la plainte exclusivement psychique ont pénétré tous les esprits. En clair : le mot « maladie » est déconnecté de la notion de souffrance individuelle, il ne possède plus que sa dimension scientifique, même si, par ailleurs, la médecine s'efforce de soulager la douleur. Plus stupéfiant encore : les patients eux-mêmes admettent que la présence, ou non, d'une souffrance est accessoire pour définir une maladie dans le modèle dominant actuel.

Extraordinaire pénétration socioculturelle de « l'angle de vue » médical !

Plus que culturelle, cette pénétration a fini par brouiller jusqu'à l'intelligibilité de nos propres signaux corporels.

« – Comment allez-vous aujourd'hui ?

– Je ne peux pas vous le dire, j'attends les résultats de mon scanner. »

Ou

« – De quoi donc souffrez-vous ?

– De mon cholestérol. »

Ou

« – Vous m'avez l'air de réellement souffrir.

– Non, ce n'est rien, les radios sont négatives. »

Ou encore

« – Je n'étais pas trop inquiet, mais ça devait être très grave puisqu'on m'a amené aux urgences… »

Puisque le débat plainte/maladie n'est plus possible sans risquer l'ostracisme, essayons d'aborder la notion de maladie d'une façon à la fois plus originale et plus pragmatique. Décidons qu'une « vraie » maladie est un « état » confirmé comme tel par ses trois acteurs : patient, université et médecin. Autrement dit : pas de maladie labellisée sans l'unanimité de ces trois arbitres.

Philippe

Quarante-deux ans. Il avait de fortes douleurs derrière le sternum, il digérait mal. Ses fréquentes éructations étaient désagréables pour lui et pour son entourage, parfois des reflux acides venaient lui brûler la gorge. Il évoquait ses « crampes » d'estomac en joignant le geste du poing fermé à sa parole.

Ces symptômes classiques et si bien exprimés évoquaient sans hésitation un reflux gastro-œsophagien (RGO), pathologie fréquente au diagnostic aisé après avoir éliminé une cause cardiaque. Il a été facile de calmer ses acidités gastriques grâce à l'un des nombreux médicaments efficaces dans cette pathologie. Philippe en a été ravi, il pouvait enfin vivre normalement. Je l'ai encouragé à utiliser les antiacides en cures espacées afin qu'ils conservent leur efficacité. Philippe, discipliné, attendait que la gêne soit réelle avant de venir renouveler son ordonnance. Lors d'une poussée douloureuse un peu plus forte, il avait accepté une gastroscopie à l'hôpital. Celle-ci n'avait révélé ni ulcère, ni gastrite, ni œsophagite et j'avais été surpris de la faible acidité à la pH-métrie* par rapport à la réalité clinique.

Pour la Faculté, Philippe n'avait rien.

Sa maladie n'avait que deux interprètes sur trois : le patient et le praticien.

Corinne

Trente-huit ans. Elle était venue me voir plusieurs fois avec ses douleurs diffuses, ses plaintes incessantes, ses insomnies. Je ne savais plus comment l'aider. Ses troubles du sommeil étaient dus à un rythme socioprofessionnel difficile qu'elle ne pouvait pas changer, elle faisait peu d'exercice et avait un stress permanent générateur de tension musculaire. Ses tendons étaient douloureux à la pression. Après m'être assuré qu'elle n'avait pas de spondylarthrite* ou quelque rareté, je me suis contenté de lui prescrire un antalgique à la demande et quelques conseils. Corinne a considéré que je l'abandonnais à son triste sort.

Un jour, elle découvrit la « fibromyalgie », lors d'une émission de télévision. Corinne n'en douta plus, cette maladie était bien la sienne, son médecin l'ignorait et elle devait consulter un spécialiste. Il y avait justement à Lyon un professeur très intéressé par ces cas sur lesquels il avait fait plusieurs publications. Après confirmation de son diagnostic, Corinne est revenue me voir, ragaillardie et discrètement ironique. J'étais prié de prescrire le traitement proposé par le professeur, comportant un antalgique peu différent du mien et, curieusement, un antidépresseur supposé mieux soigner l'origine du mal. Corinne a semblé trahie lorsque je lui ai déclaré connaître cette « nouvelle maladie » encore mal identifiée. Beaucoup de médecins en évitaient le diagnostic, car les traitements proposés étaient souvent pires que le mal et risquaient de faire oublier la nécessité des règles d'hygiène de vie. Je fis un courrier au professeur pour lui demander de prendre lui-même en charge le traitement et son contrôle. Lèse-majesté ou simple droit de refuser d'être l'acteur d'une démarche médicale dont je contestais la méthode, et dont j'étais certain qu'elle serait finalement préjudiciable à ma patiente. Ainsi, le médecin traitant de Corinne refusait sa « maladie ».

Deux acteurs sur trois : l'université et la patiente.

Joseph

Quatre-vingt-trois ans. Il était venu me voir, inquiet par l'élévation des PSA*. Cette analyse, prescrite pendant son séjour dans sa maison varoise, pouvait évoquer un cancer de la prostate. Je me dispensais de tout commentaire sur le médecin prescripteur qui devait ignorer le consensus recommandant de ne pas prescrire cette analyse après soixante-dix ans.

Hélas, le ver était dans le fruit, l'analyse suspecte était bien là, je devais faire et dire quelque chose de sensé. Le toucher rectal étant rassurant et Joseph ne souhaitant pas de biopsie, je proposais une échographie de principe, bien que cet examen soit peu fiable dans ce cas. Le radiologue, suspectant une tumeur ne débordant pas la capsule prostatique, suggéra une biopsie. Joseph me demanda alors très simplement quel était son risque de mourir de ce cancer. Comme il s'agissait d'un homme cultivé, je lui expliquais que la quasi-totalité des hommes de plus de 80 ans avaient un cancer de la prostate et qu'ils mouraient de tout autre chose.

Joseph refusa définitivement la biopsie et accepta le terme de « pseudo-maladie » que je lui suggérais. Je le confortais dans son choix, néanmoins il m'était impossible de nier la réalité de ce cancer, même s'il n'aurait jamais dû lui être révélé.

Joseph décida qu'il n'était pas malade.

Deux acteurs sur trois : l'académie et le praticien.

Bernadette

Grand-mère heureuse, elle venait d'avoir son troisième petit-enfant. Gourmande et cuisinière de talent, elle multipliait les occasions de réunir sa famille. L'idée que les fêtes familiales puissent être la cause de ses kilos excédentaires ne l'effleurait pas. Tout cela était dû aux hormones.

« – Je n'arrive pas à les perdre, ça m'ennuie, parce que j'étais déjà un peu ronde avant cette saleté de ménopause. »

Je la rassurais, elle était loin de l'obésité morbide. Son état général était excellent malgré une tension modérément élevée et une banale hypercholestérolémie avec prédominance héroïque du « mauvais » cholestérol. Convaincue de la nécessité d'un remède, je l'avais approuvée en lui prescrivant un antihypertenseur et un hypocholestérolémiant. Elle suivait bien son traitement, d'autant plus qu'un professeur de ses amis l'avait approuvé. Elle avait même lu dans le journal les chiffres communiqués par l'OMS pour la bonne tension et le bon cholestérol. Bernadette avait des chiffres malades qu'il fallait soigner.

Trois labels. Faculté, médecin et patient, tous du même avis.

M. Prudhomme

Son père avait une psychose maniaco-dépressive*. Malgré une humeur parfois instable, il n'avait pas hérité de cette maladie. Les psychiatres consultés avaient écarté le diagnostic.

Ses plaintes étaient de type hypocondriaque. L'arrivée d'un nouveau responsable dans l'administration où il était cadre depuis vingt ans avait provoqué une série de troubles psychosomatiques. Il évoquait de nombreuses douleurs cardiaques ou céphaliques accompagnées d'un ensemble de symptômes lui faisant redouter les pires pathologies. Les radiographies, échographies, scanners et IRM n'avaient rien révélé et mon rôle consistait à trouver les mots pour le rassurer.

« – Si l'on continue à ne rien me trouver, je finirai par me supprimer, m'avait-il dit, ce n'est pas une vie d'avoir toujours quelque chose sans jamais savoir ce que c'est. »

J'essayais de le réconforter en lui disant qu'il était préférable de ne rien trouver. Même les psychiatres ne trouvaient rien.

M. Prudhomme n'était malade pour personne sauf pour lui.

Marc

Il était en bonne santé avec une ombre terrible qui planait. Son père était décédé d'une chorée de Huntington*, alors qu'il n'avait que huit ans et son frère aîné venait de mourir du même mal. Il savait que les premiers symptômes n'apparaissent qu'après l'âge de vingt ou trente ans. Marc avait trente-deux ans et les médecins avaient de bonnes raisons de croire qu'il serait épargné. L'épée de Damoclès s'éloignait enfin, son inquiétude diminuait et son moral devint meilleur.

Marc n'était malade pour personne.

Cinq ans d'observation

Ces six cas ont été extraits de mon fichier de consultations à la fin des années 1990. Nous pourrions l'appeler l'année « D » pour début de l'observation.

Voici le tableau des 3 interprètes de ces 6 « maladies » au cours de l'année « D ».

	Année « D »		
	Patient	**Médecin**	**Faculté**
Philippe : reflux gastro-œsophagien	X*	X	
Corinne : fibromyalgie	X		X
Joseph : cancer de la prostate		X	X
Bernadette : hypertension, hypercholestérolémie	X	X	X
M. Prudhomme : hypocondrie, tr. psychosomatiques	X		
Marc : chorée de Huntington ?			

* Une croix par interprète.

Marc n'a aucune croix. M. Prudhomme n'en a qu'une.

Joseph, Corinne et Philippe en ont deux, portées par divers acteurs.

Seule Bernadette possède les trois croix de la maladie labellisée.

Lors de mes premiers divertissements médicaux, j'avais inventé les mots de « paladies » pour les maladies des patients, « faladies » pour celles de la Faculté et « galadies » pour celles du généraliste. Cette plaisanterie de carabin m'est revenue en réexaminant les dossiers de ces six patients, cinq ans plus tard.

J'ai constaté avec horreur qu'il était possible d'être gravement malade sans avoir ni « paladie », ni « faladie », ni « galadie ». Inversement, j'ai été heureux de noter qu'avoir les trois « maladies » à la fois pouvait être absolument bénin.

Nommons « F » l'année de la fin de l'observation. Que s'était-il donc passé pendant ces cinq années ?

Revoici Philippe

Il pouvait être considéré comme guéri. Il gérait très bien ses symptômes et son traitement miraculeux et était rarement très gêné par son reflux. Il était ravi que la Faculté n'ait rien trouvé.

Parfait.

Encore Corinne

Elle avait consulté divers charlatans, ainsi que d'autres respectables spécialistes de la fibromyalgie. Elle avait reçu des traitements variés, tous destinés à combattre ses douleurs, ses insomnies et ses dépressions passagères. Elle était devenue dépendante de tous ces médicaments et commençait à souffrir de leurs nombreux effets indésirables. Ces effets secondaires positivaient certaines analyses en conférant une réalité supplémentaire à sa maladie contestée. Pendant ce temps, la polémique avait enflé autour du concept de fibromyalgie et l'université s'en désintéressait de plus en plus. Ainsi au moment où Corinne commençait à être réellement malade, je devenais son ultime recours ! L'abstention, le dialogue et la franchise auraient été les meilleurs choix pour Corinne, malheureusement, aucun de ces choix n'avait été fait.

Dommage.

Toujours Joseph

Avec ses 88 ans accomplis, il était en grande forme. Son cancer était, sans nul doute, toujours présent. On n'avait fait ni biopsie, ni nouvelle échographie. La curiosité m'avait, un jour, poussé à redoser les PSA. Ils avaient miraculeusement diminué, confirmant l'inutilité de l'analyse ! Mais la satisfaction qu'en éprouva Joseph méritait cette outrecuidance !

Seule une chute dans son escalier, deux ans auparavant, aurait pu lui coûter la vie ; Joseph s'en était miraculeusement sorti avec une petite fracture du poignet.

Ouf !

Revoilà Bernadette

La maladie unanime de Bernadette était la même en l'année « F » qu'en l'année « D ». Elle cuisinait toujours aussi bien et ses deux petits-enfants supplémentaires avaient augmenté le nombre de fêtes familiales. Le cardiologue et moi contrôlions avec application sa tension et son cholestérol et elle prenait les comprimés qui la protégeaient de ces redoutables maladies cardiovasculaires dont les médias continuaient à se faire l'écho. J'avais même dû diminuer le traitement antihypertenseur en raison d'un léger malaise qui avait, fort heureusement, été vite soulagé par une tarte aux pralines qu'elle me fit goûter.

Excellente.

Feu M. Prudhomme

Il avait fini par se suicider, harcelé par son nouveau chef et ignoré par la Faculté. Ses proches ne prenaient plus le temps de l'écouter. Il avait refusé de consulter un nouveau psychiatre. Mon incompétence sur son cas s'était ajoutée à celle de tous les autres.

Dramatique.

Et Marc

Sa chorée de Huntington s'était révélée un peu plus tard et rapidement aggravée. Marc était devenu grabataire et ses jours étaient comptés. Nous avions tous été si heureux d'avoir éliminé l'idée de cette maladie, cinq ans auparavant.

Horrible.

J'ai alors complété mon tableau initial, après ces cinq années d'évolution des diverses « maladies » de ces six patients.

	Année « D »			**Année « F »**
	Patient	**Médecin**	**Faculté**	**État de santé**
Philippe : RGO	X*	X		Guéri
Corinne : fibromyalgie	X		X	Très malade
Joseph : cancer de la prostate		X	X	Stationnaire
Bernadette : HTA, cholestérol	X	X	X	Bonne santé
M. Prudhomme : psychosomatiques	X			Décédé
Marc : chorée de Huntington				Mourant

*Toujours une croix par interprète de l'année « D » et l'état constaté au cours de l'année « F ».

Les commentaires sont presque inutiles !

Nous ne savons toujours pas définir la maladie. Néanmoins nous pouvons affirmer qu'aucune croix diagnostique n'a plus de valeur pronostique qu'une autre. Cela est à la fois angoissant et encourageant. Nul diagnostic péremptoire du patient, du médecin ou de la Faculté ne peut contenir, à lui seul, la réalité de la maladie et de son pronostic.

Le patient et la Faculté portent chacun le poids exclusif de leur croix.

À quoi sert le médecin ?

À porter la sienne en assumant aussi le poids des autres.

Chapitre 5

À la recherche du bonheur clinique

Il se répète à l'envi que la médecine de famille, la médecine générale et la médecine clinique sont en voie de disparition. Cela mérite commentaires.

En un demi-siècle, la famille traditionnelle, concentrée autour de la ferme, s'est vue dispersée aux quatre coins de France. Ensuite, elle est devenue urbaine, monoparentale ou recomposée. Le médecin rural et le médecin de famille ont disparu tout simplement parce que la famille et la ruralité ont disparu. Les antécédents médicaux familiaux, les caractères héritables et les nuisances de voisinage ou de terroir ont progressivement disparu de la liste des indicateurs cliniques.

Avec la disparition de la famille et de la ruralité, la médecine générale a pris un sérieux « coup de vieux ». Elle a cependant réussi à se refaire une santé (si j'ose m'exprimer ainsi) en zones urbaines et suburbaines avant qu'une avidité soudaine pour l'hyperspécialisation ne lui ôte ses dernières autorités.

Le blues des généralistes

Il faut le reconnaître, dans les années 1980, les généralistes ont eu le « blues ». Ils n'étaient plus que des spécialistes de la nuit et du dimanche et lorsque les SAMU et autres SMUR sont venus leur prendre le dernier carré des urgences, ils ne se sont même pas plaints… Ils pourraient enfin dormir…

Généraliste était devenu un métier presque comme les autres, avec du temps libre et une vie extraprofessionnelle. La féminisation, fort bienvenue, de la médecine a parachevé cette tendance. Les héros ont une famille à gérer.

La tentative de raviver le clinicien généraliste de façon autoritaire en imposant un médecin référent n'est certainement pas la solution qui va redorer son blason.

Il serait naïf de croire ou hypocrite de dire que le médecin se soucie exclusivement du bonheur de ses patients. Son bonheur personnel, à l'instar de ses contemporains, est une part de sa quête. Tout est pour le mieux puisqu'un médecin heureux est plus attentif à ses patients et que leur satisfaction contribue en retour à sa joie personnelle. Cercle médical vertueux du bonheur que le grand Voltaire avait bien compris en décidant d'être heureux parce que c'était bon pour sa santé.

Et si l'art clinique ne servait qu'au plaisir du clinicien !

Dès que la porte s'ouvre

La porte du cabinet de consultation s'ouvre. D'emblée, les premiers gestes du patient, avant même que la porte ne soit refermée, ont livré une bonne part des éléments du puzzle qui va se construire. Les mouvements de cet homme ou de cette femme ont déjà une syntaxe qui esquisse la grammaire des symptômes à délivrer. La marche jusqu'à son siège est une préface, un avertissement à l'observateur clinicien, sa cadence est celle du verbe à venir, les hésitations y auront une fréquence identique à celle des pas. L'empathie commence par les mots d'accueil du praticien, les invites à se mettre à l'aise, les mimes d'ouverture sur la scène des phrases… Justement, voilà les premiers mots qui arrivent, avant ou après que le praticien ne se soit assis. Avant : ils informent de leur insignifiance ou d'une certitude de leur faible apport dans le décryptage du cas. Pendant : il faudra y mettre de l'ordre, car le bruit des chaises est un prétexte à leur brouillon. Après : ils vont requérir plus d'attention, voire en exiger s'ils sont très tardifs.

La longueur du silence préalable peut être soit un indice de gravité, soit la revendication d'une vigueur sémantique. Puis les mots finissent toujours par affluer, plus ou moins vite selon la surface d'écoute ou l'acuité des regards, ils répondent à chaque stimulation et se nourrissent autant de leur pertinence que de leur vacuité. Ils disent presque toujours tout, ils orientent d'emblée les investigations cliniques et paracliniques, donnent le ton des futures négociations et la hauteur des doutes à venir. Pendant ce temps, le non-verbal a pris toute sa liberté, il envahit l'espace jusqu'à rendre les mots dérisoires ou insignifiants, il s'immisce dans tous les recoins du bureau, parfois il donne l'impression de s'étaler déjà sur la table d'examen, il fait mine de dégrafer le premier bouton du corsage ou de la chemise. Le non-verbal investit également le domaine olfactif et si le médecin a du « nez », il discernera les relents de la gravité ou les effluves de la bénignité.

Le corps obligatoire

Puis arrive le moment de l'examen clinique. Indispensable. Pauvre examen du corps souffrant, étriqué entre la perspicacité de ses hérauts du XIXe siècle et l'attente mal dissimulée d'analyses et d'images perçues comme infaillibles. Indispensable malgré tout, car il faut que la main du médecin touche la peau du patient : point final du verbe et point d'orgue du non-verbal. La peau est un filigrane des histoires singulières qui se révèle dans l'altérité. Sous la main du praticien expert, la répartition des rides et graisses sous-cutanées révèle une géographie que le patient ignore. L'examen doit combler les lacunes des phrases trop convenues, des descriptions trop profanes ou des raisonnements trop récités. S'il est bien fait, il anéantira les ambiguïtés du contact. La main de cet autre qu'est le praticien pourra alors sans entrave et sans gêne palper le ventre et le cou, fouiller les creux axillaires et inguinaux, percuter le foie et les poumons, pénétrer les orifices, caresser les pouls, griffer la plante des pieds, presser un sein ou un mollet, faire ballotter un testicule ou une rotule, frapper une fosse lombaire, pincer un derme, éverser une paupière, sans que jamais cette main, ouvrière triviale de ce corps palpé, n'en laisse sourdre la moindre obscénité.

Si la main est experte, elle éloignera d'emblée l'appendicite, le cancer de la peau ou du foie sans autre précaution technique. Elle confirmera la grossesse ou la pyélonéphrite avant l'heure de l'analyse, le pneumothorax ou la phlébite avant leur image, l'épanchement avant la ponction. Et, si la main pouvait librement revenir au XIXe siècle sans en être empêchée par le cours irréversible de l'histoire, elle pourrait refaire à l'envers tout le chemin des certitudes sans se tromper. Au cours de ce chimérique rebrousse-chemin, la main a déjà redonné vie à des embryons déclarés morts à cause de leur immobilité au cours d'une échographie trop précoce. Dans cet à rebours irréaliste, elle pourrait rendre les seins amputés à la moitié des patientes que leur cancer impalpable n'aurait jamais tuées. Et sans doute bien d'autres miracles pour des mains encore plus expertes à l'autorité réhabilitée. Au-delà de cette uchronie*, l'expertise de la main – j'en suis certain – n'a pas fini d'embellir les technologies qui sauront forcément le lui rendre sous la forme de certitudes diagnostiques qu'elle affectionne tant.

Ensuite, le stéthoscope doit faire sa figure imposée sur le cœur et les poumons, il complète parfois harmonieusement les mots du patient et la main du médecin. Le plus souvent, il revient bredouille ou affublé d'un souffle ou d'un crépitement sans importance. Trop prosélyte à ses débuts, comme tous les outils, le stéthoscope avait beaucoup nui en créant des handicapés sociaux : enfants interdits de sports pour être porteurs de souffles banals n'existant que dans l'oreille d'un médecin en mal de diagnostic. N'en abusons donc pas trop tout en respectant sa fonction symbolique.

Ensuite, le médecin méticuleux pourra ponctuer la sémiologie avec le marteau à réflexes, le diapason, l'otoscope, le tensiomètre, l'électrocardiographe, le colposcope ou le dermatoscope. Une façon de signifier sa non-réticence aux objets.

À côté de la clinique

Puis arrive le moment de l'inévitable. Notre jargon le nomme le paraclinique, décrivant – on ne peut mieux – ce qui est en marge de la clinique. Il n'en finit pas d'enfler, chaque année apporte sa nouveauté depuis la désuète radioscopie jusqu'au fringant dépistage génétique en passant par la résonance magnétique, les scintigraphies et échographies, doppler et angiographies, endoscopies et caméras-gélules, sérologies et cultures, biologies des urines, des liquides méningés ou synoviaux. Que cette enivrante série ne cesse jamais, n'y voyons que du bien. Tout cela est admirable. Ni moi, ni personne ne peut plus s'en passer. Nous n'osons plus imaginer le vide d'un retour en arrière.

Là dans ce cabinet médical, le patient maintenant rhabillé, les mains du médecin lavées de toutes leurs impudeurs artisanales, tous deux toujours ravis et surpris des paroles et du corps livrés sans rechigner, chacun sait désormais qu'il ne pourra pas éluder les investigations complémentaires. Le patient, parfois, veut tout et tout de suite. Images, analyses, le « bilan complet » selon le terme consacré. Les prélèvements sociaux qui enflent sur son bulletin de salaire lui donnent un droit irrévocable à ce « bilan » qui prend alors des allures comptables. Le médecin peut souvent se dispenser de ces tests supplémentaires, il sait déjà presque tout de la gravité ou de la bénignité, au moins pour les semaines à venir. S'il arrive à négocier l'abstention totale, alors saluons-le, c'est un véritable expert. Généralement, il n'y parvient pas, il faudra une image, une goutte de sang ou d'urine, l'appareil d'un technicien. Il est si fascinant ce monde où l'homme a marché sur la Lune.

Alors une nouvelle aventure, plus commerciale, plus diplomatique, commence. Les examens prescrits n'ont que deux buts. Soit fournir au patient/client, qui a payé pour elle, la preuve scientifique irréfutable que sa plainte appartient au registre du fameux « rien » délaissé par l'anatomoclinique et la physiopathologie. Soit glorifier le médecin/commerçant par l'examen qui mettra en lumière ce qu'il avait déjà deviné. Vous voyez, vos mots et votre corps m'avaient parlé, l'image et la goutte de sang ont confirmé mon diagnostic.

Tout examen qui revient négatif était inutile.

Le clinicien est l'homme-orchestre des mots, des corps et des techniques. Qu'un seul des trois vienne à manquer et c'est la mort de la médecine.

À quoi sert un médecin ?

À empêcher la mort de la médecine.

Entre l'image et le regard

Quelles que soient les passions qu'il suscite, l'exercice clinique est difficile à cause de la pression des patients et il est ingrat dans une société où l'essentiel des valeurs ajoutées est financier ou technique. Les bio-médecins, techniciens de l'image ou micro-explorateurs arrivent plus facilement à se soustraire à la pression des patients. Ils peuvent contourner les demandes déraisonnables par des réponses techniques qui leur permettent d'éviter des explications ou négociations coûteuses en énergie.

Lorsque le radiologue fait un scanner pour le bilan d'extension d'un cancer, il offre au patient le miracle d'une technologie qui lui fait oublier un instant la réalité de son pronostic. L'excellence des images réussit à induire l'idée d'une perfection identique pour la thérapeutique. Le patient, devenu transparent, ne sait plus lui-même si le symptôme provient de l'image ou de son corps.

« – La tumeur est plus petite, on tient le bon bout, le traitement fonctionne.

– Pourtant j'ai beaucoup maigri.

– Vous avez sans doute beaucoup lutté… Vous verrez cela avec votre médecin… »

Ou bien :

« – L'image est stable, votre cancer n'évolue plus.

– Pourtant, je suis de plus en plus fatigué.

– Si vous souhaitez, on peut faire un contrôle dans 6 mois… En attendant votre médecin va vous donner de quoi vous remonter… »

Ou encore :

« – L'image montre une extension de la tumeur.

– Pourtant le traitement a été fort.

– Votre cancérologue va devoir augmenter les doses…

– Vous croyez que ça marchera.

– Il faut y croire, le prochain scanner nous le dira… »

De contrôle en contrôle, ces pauses techniques permettent d'offrir un répit à l'empathie. Regarder une image, lorsqu'elle est mauvaise, permet de faire l'économie d'un regard croisé, avec toute sa charge compassionnelle. Inversement, lorsque l'image est bonne, le vis-à-vis peut négliger superbement la gravité des symptômes ressentis. Peu importe, le contrat est rempli, il se résumait à l'image et nul ne peut nier sa perfection technique.

Une image est plus concrète que des pleurs, des fatigues ou des amaigrissements. Ces symptômes sans rigueur sont relégués aux métiers du soin. À l'heure de la précision numérique et du génie génétique, la science clinique est vécue comme une déchéance par le médecin expert, le symptôme corporel est considéré comme une broutille par le patient et leurs deux mépris se contaminent mutuellement.

Prenons la résolution de l'optimisme

Cette image d'approximation accolée à l'exercice clinique est peu compatible avec l'idée que l'on se fait de longues études scientifiques supérieures. En corollaire, il semble bien que les métiers du soin n'ont pas un bel avenir, excepté dans l'humanitaire où la compassion peut exulter.

Soyons pourtant optimistes, la médecine clinique générale ne peut sombrer à jamais. Elle survivra, sous une forme ou sous une autre, pour son indispensable globalité.

Les recherches sur la globalité sont certainement les plus prometteuses pour la science. Nous savions déjà qu'un individu a trois identités qui se côtoient : la génétique, l'immunologique et la neurologique. Deux vrais jumeaux ont, en fin de vie, des identités immunologiques et neurologiques aussi différentes que celles des autres individus. Nous apprenons aujourd'hui que notre microbiote, constitué des milliards de bactéries qui vivent dans notre intestin, sur notre peau et nos muqueuses, représente un capital génétique dix à cent fois plus important que celui de nos propres cellules. Cette quatrième entité révèle son rôle majeur dans la constitution de notre cursus immunitaire.

Les recherches en cancérologie, infectiologie et allergologie constatent des liens réels, devenus expérimentables, entre les styles de vie, les modes d'alimentation, les traumatismes psychiques, le microbiote, les neuromédiateurs et le système immunitaire. Nous ignorons encore tout de ces passerelles en dehors de leur existence certaine. Au lieu de noyer cette ignorance sous un ésotérisme sectaire ou des délires psychanalytiques qui aggravent le mépris de la science pour la clinique individuelle, il serait plus profitable de promouvoir les recherches permettant d'explorer la nature des interactions entre nos trois individualités et notre microbiote.

Le clinicien n'est ni un vieux nostalgique, ni un attardé technologique, ni un passéiste de la médecine, ni un pessimiste, bien au contraire, il est le meilleur promoteur de la biologie d'*Homo sapiens.*

Aujourd'hui, nous traversons un cap difficile pour les médecins, pour les patients et pour la sérénité de leurs relations. Quoi qu'il advienne, la variabilité individuelle ne cessera jamais comme elle n'a jamais cessé depuis le premier jour de l'évolution des êtres vivants. Les patients auront toujours besoin de rassembler les morceaux de leur identité perdue dans les parcelles de la science et les labyrinthes de la technique. Ils demanderont toujours à être protégés des griffes du marché et de la prédation des sectes. Ils chercheront toujours éperdument leur rationalité individuelle. Seul le clinicien peut les y aider.

Une dernière hypocrisie pécuniaire

Je rencontre chaque jour, parmi les étudiants, de futurs généralistes décomplexés et compétents. Avec la nouvelle spécialisation de médecine générale, il n'y a désormais que des spécialistes. Il ne reste plus qu'à opérer la distinction entre les actes techniques et les actes intellectuels. Les prestations intellectuelles de tous les médecins devraient être appréciées à la même valeur, quelle que soit leur spécialité. Quant aux gestes techniques, ils ne devraient avoir que la valeur de leur ingénierie et de leur apprentissage. Je n'ai pas du tout l'âme syndicale et je considère que la profession de médecin est bien rémunérée, néanmoins ce nouvel engouement affiché pour la médecine générale doit lever l'hypocrisie des honoraires dans une société où la valeur primordiale est financière. Comment honorer – au sens catéchumène du terme – un praticien dont l'acte intellectuel est moins honoré – au sens pécuniaire du terme – que celui d'un autre ?

Rien d'autre

Un jour vient où, toute agitation cessante, le médecin se demande quelle est sa vérité et sa place dans la profession. Aujourd'hui, je n'en doute plus, je suis un palpeur de ventre, un investigateur de vie, un décodeur d'imbroglios socio-sanitaires, un conteur de sagas individuelles, un omnipraticien de la plainte, un fouilleur de symptômes, un confesseur laïc, un fouineur de nuisances, un détective de physiologies, un attracteur d'angoisses, un artisan des psychés, un généraliste des organes, un sondeur d'âme, un étreignant d'épaules, un aventurier sanitaire, un clapotant de mains, un baroudeur de regards, un presseur de bras, un explorateur d'intimités, un optimiste de la biologie individuelle.

Sans emphase, je suis un clinicien.

Rien d'autre.

À quoi sert le généraliste ?

À maintenir le patient dans sa globalité sans le priver des avancées des sciences biomédicales.

À être le nouveau techno-clinicien capable d'écrire *in extenso* chaque histoire clinique singulière.

Chapitre 6

Les méfaits thérapeutiques

Je comprends l'engouement actuel des étudiants pour l'imagerie par résonance magnétique, la radiologie interventionnelle, la biologie moléculaire ou la microchirurgie. Dans les années 1970-1980, la micro-informatique prenait son essor. J'étais fasciné. Au cours de mes études, si la haute technologie avait été ce qu'elle est aujourd'hui, je n'aurais probablement pas choisi la médecine générale. Est-ce pour compenser ce ratage historique que j'ai été l'un des premiers praticiens à installer un ordinateur dans mon cabinet de consultations ? J'en éprouvais de la gêne – cela peut faire sourire aujourd'hui – j'étais certain que les patients le verraient comme un perturbateur de notre relation. Je l'avais installé discrètement sur une petite table à côté de mon bureau pour qu'aucun écran ne s'interpose entre eux et moi. Je leur expliquais que je travaillais sur un programme pour gérer les interactions médicamenteuses. C'était vrai. Les patients ont semblé apprécier et je me suis pris au jeu. Mon timide programme, après des nuits et des week-ends d'analyse, est devenu un moteur de recherche rapide et performant sur les risques des ordonnances. J'en étais si fier que je ne pouvais pas le garder pour moi. Il est devenu Ordosur[4] commercialisé en 1981 grâce à mon épouse Odile qui devait cultiver l'espoir secret que ma nouvelle passion nous rapproche des lumières de la ville, pour son plus grand bien et celui de nos enfants… Je souris aujourd'hui de l'inquiétude suscitée par les déserts médicaux de nos villages dont on a consciencieusement fermé les gares et les écoles.

Le succès commercial d'Ordosur, au-delà de nos espérances, a certainement contribué à notre abandon de la ruralité. Regrets brefs. Cela m'a surtout fait découvrir, effaré, l'inutilité et la dangerosité de beaucoup de nos thérapeutiques et l'impérieuse nécessité d'une vraie pharmacovigilance. En France, plus gros consommateur de médicaments d'Europe, la pharmacovigilance est très en retard. Les drames récents comme ceux du *Vioxx*[5] ou du *Mediator*[6] ébranlent fort peu notre léthargie.

Otite grecque

Stéphanie, dont je surveille la bonne santé depuis sa naissance, revient de ses vacances estivales sur une île grecque. Adolescente mûre, elle était partie en fredonnant mentalement « *sea, sex and sun* ».

La voyant revenir, hâlée à souhait, j'imagine qu'elle a rempli une bonne partie de son contrat tacite. Pourtant, son regard pétillant habituel semble avoir sombré dans la Méditerranée. Dès ses premiers mots humectés de larmes, je comprends que les choses sont peut-être sérieuses. Je l'écoute... Sans ternir les silences qui ponctuent ses sanglots...

Tout a commencé par une otite après une longue baignade. Douleur atroce jusqu'à « l'intérieur du crâne », nuit blanche, urgences du médecin insulaire, examen sommaire de l'oreille, antibiotiques, antalgiques... Miracle, la douleur cesse en moins de 24 heures. Vive la médecine grecque...

Les relations des jours suivants avec le petit ami ne sont pas très agréables. Est-ce vraiment un bon copain ? Démangeaisons et écoulements vaginaux. Pourtant elle m'affirme que les relations n'ont « presque pas » été sexuelles. Je ne veux pas faire préciser la nature du « presque pas », je la devine. Contrairement à ce qui se dit volontiers, la déferlante des pilules et des préservatifs n'a pas aboli la timidité sexuelle ni fondamentalement bouleversé les préliminaires du coït adolescent.

Nouvelle consultation au dispensaire... Sévères avertissements sur le risque de SIDA... Nouvel antibiotique plus puissant... Puis deux ou trois jours ternes sans amour et sans bains avec des symptômes s'amoindrissant. Est-ce assez pour tenter de raviver la triade du *sea, sex and sun* ? Hélas non, après quelques heures de plage tranquille, surviennent des douleurs abdominales dont l'atrocité n'avait rien à envier à celles de l'oreille. Le médecin local parle vaguement d'appendicite et, pour parer au pire, une évacuation sanitaire est évoquée... Après un appel angoissé aux parents en France et avec la bénédiction des assurances, c'est finalement le rapatriement qui est décidé...

Sa première visite est pour moi. J'en suis flatté. Il est vrai que les services d'urgences français étaient débordés et que les douleurs abdominales avaient un peu diminué.

Je l'écoute toujours, les sanglots sont devenus plus épars.

Elle n'est pas d'un tempérament dépressif. Elle semble d'ailleurs aller déjà beaucoup mieux. Un médecin de famille, tout de même, quel réconfort !

Je pourrais presque m'abstenir de l'examiner puisque son récit vient de m'apporter tous les diagnostics sur un plateau orné de ses tristes hoquets.

Je la connais bien... Je l'ai mise au monde... J'ai un dernier doute... Je consulte sa fiche. C'est bien exact, je ne lui ai jamais prescrit d'antibiotiques. Sa belle santé m'a permis cette exception, j'ai négligé les rhumes et les oreilles rouges de son enfance ainsi que ses deux ou trois angines vraisemblablement virales. Elle n'a sans doute jamais pris d'antibiotiques par ailleurs.

Évidemment, je l'examine, elle ne comprendrait pas, malgré toute l'expertise de son médecin préféré, qu'il puisse faire un diagnostic aussi rapidement sans la toucher, surtout après les drames épouvantables qu'elle a vécus sur son île grecque.

L'examen de l'oreille coupable révèle un tympan intact. Son otite était donc externe. Ce sont les plus fréquentes, les plus douloureuses et les plus bénignes. Son ventre est souple, légèrement sensible à la palpation. Pas d'appendicite. Sa vulve est rosée, légèrement irritée. L'examen au spéculum de vierge ne révèle aucun écoulement suspect. La persistance de l'hymen me confirme que les relations n'ont « presque pas » été sexuelles.

« – Tu peux te rhabiller et rentrer chez toi. Ne prends plus aucun médicament et ne reviens me voir que si tu as trop mal au ventre. »

Elle reste ébahie quelques secondes, puis tout de même – sinon la médecine serait trop facile – elle me demande des explications…

Les otites externes après les baignades sont toujours bénignes. Lorsque l'eau ne peut plus ressortir d'un conduit auditif étroit, ce sont les grattages avec un coton-tige qui provoquent les complications douloureuses. Les antibiotiques n'ont aucune utilité. Stéphanie avait abusé des uns et son médecin grec des autres.

Les antibiotiques provoquent souvent des mycoses vaginales. Stéphanie était trop jeune pour faire une vaginite. Les petites irritations locales ont probablement eu plusieurs causes : le contact avec une nouvelle muqueuse mâle, un sperme trop précocement éjaculé, une forte émotion bien compréhensible et enfin une mycose vulvaire aux antibiotiques. Le médecin insulaire, ayant l'habitude de « choyer » ses touristes à la hauteur du tarif très « préférentiel » des consultations se devait d'abuser des antibiotiques qui font beaucoup plus sérieux qu'une abstention thérapeutique. En rajoutant une deuxième couche, il a déclenché la classique colite aux antibiotiques. D'autant plus que Stéphanie était également « vierge » d'antibiotiques.

La mère de Stéphanie, que sa fille avait réussi à convaincre de rester dans la salle d'attente, a paru presque déçue par la banalité de la chose. Payer la Sécurité sociale, des assurances de rapatriement, risquer une péritonite, prendre un avion en catastrophe et éviter de peu les urgences françaises pour finir sans la moindre ordonnance ni la moindre notion de « drame évité de justesse ».

Mais où va donc la médecine ?

À quoi sert un médecin de famille ?

À l'empêcher d'aller trop loin.

La santé n'a pas de prix

Mme S. avait connu tous les hôpitaux de la région. Obèse, impotente, insuffisante cardiaque, elle avait eu plusieurs embolies pulmonaires et survivait grâce aux anticoagulants et à l'incessant va-et-vient de soignants dans sa maison. L'un la stimulait, l'autre la nettoyait. L'un pansait les ulcères de ses jambes œdémateuses, l'autre ponctionnait une veine pour l'analyse hebdomadaire. L'un ajustait un tensiomètre ou une électrode pendant que l'autre frictionnait son sacrum. L'un dépliait une feuille de soins pendant que l'autre pliait une chaise roulante. Fourmilière entièrement dédiée à cette riche veuve.

La santé n'a pas de prix.

Je n'étais que l'un des maillons, entre l'aide-ménagère et le professeur de cardiologie, je remplissais mon rôle discret dans cette chaîne alimentaire dont la satisfaction sanitaire de notre patiente était le terme.

La plupart des hospitalisations de Mme S. étaient dues à une pathologie iatrogène*: hémorragies dues à ses anticoagulants, réactions allergiques aux pansements ou désinfectants, accidents de transfert en ambulance ou en chaise roulante, céphalées ou ulcères médicamenteux, etc. La vie de cette patiente n'ayant d'autre finalité que de se protéger elle-même, ce sont finalement les accidents de cette protection qui en constituaient l'unique piment. Une sorte de médecine de troisième génération gérant la vie jusqu'à en être l'unique finalité !

Un matin, l'infirmière m'appelle en catastrophe pour une tension supérieure à vingt-cinq. Énorme… L'urinoir était vide… On me confirme qu'elle n'a pas uriné de la nuit… L'enquête me permet de conclure au diagnostic d'insuffisance rénale aiguë due à la consommation abusive d'un nouvel antalgique. Mme S. consommait une grande quantité de médicaments contre la douleur, celui qu'elle venait d'ingérer était connu pour sa toxicité rénale. Il fallait une dialyse en urgence. Cela ne faisait que trois jours qu'elle revenait de son dernier séjour à l'hôpital pour une hémorragie intestinale due aux anti-inflammatoires.

Une folie me prit. Je proposai d'attendre une demi-journée. Curieusement, l'infirmière et la patiente acceptèrent, sans rechigner, cette décision extrêmement aventureuse. Y avait-il dans l'air un sentiment tout neuf de révulsion à la médecine ? Je prescrivis un diurétique à très forte dose en exigeant l'arrêt immédiat de tous les autres traitements et un contrôle régulier de la créatinine*…

Aussitôt parti, je me mis à regretter mon civisme stupide et mon faux héroïsme. Pourquoi économiser une hospitalisation ? La santé n'a pas de prix. On lui aurait fait une dialyse… Si elle avait repris des médicaments toxiques, on aurait finalement libéré un rein artificiel pour elle seule… Mme S. était bardée d'assurances et de mutuelles… Les hôpitaux étaient faits pour cela… Et puis, l'absence de prix de la santé de Mme S. était déjà exorbitante.

À mon retour le soir, elle avait un peu uriné, la tension était à vingt. Un infirmier de passage m'avait traité de fou. Normal. Le lendemain, elle allait beaucoup mieux. L'insuffisance rénale mortelle avait été évitée de justesse. Elle a repris son ancien traitement et m'a juré de ne jamais plus reprendre un médicament inconnu. Mon héroïsme ridicule n'avait pas été vain, elle a tenu parole. Elle est décédée, un an plus tard, d'une nouvelle hémorragie intestinale après 78 ans de vie dont 20 de survie.

À quoi sert un médecin ?

À fabriquer de nouvelles urgences pour donner un sens à la vie ? Qui sait ?

À jouer au héros de temps en temps ? Discrètement.

À prendre des risques inutiles ? Subrepticement.

À être le gérant d'un long parcours de soin ? Il le faudra sans doute.

À être le maillon d'une grande chaîne (alimentaire) ?

Non. Non. Non. Et non.

Chapitre 7

Histoire chaotique du soin

L'histoire académique de la médecine décrit les découvertes anatomiques et physiologiques relatées dans de grandes œuvres philosophiques sur le corps et dans des traités d'hygiène générale. Le fait le plus marquant est sa dissociation de l'histoire du soin. Les thèses et traités ont peu de rapport avec les pratiques et besoins thérapeutiques des époques correspondantes.

L'histoire du soin n'a eu ni logique ni rationalité, elle a été déconnectée des connaissances théoriques et a évolué en fonction du contexte et des croyances jusqu'à la fin du XIXe siècle et, d'une certaine façon, jusqu'à nos jours.

Une chronologie sans logique

Les *gallabus*, barbiers-chirurgiens de Babylone, savaient comprimer les hémorragies quarante siècles avant que William Harvey ne décrive la circulation sanguine.

Les médecins mésopotamiens disposaient de plusieurs méthodes divinatoires pour établir les pronostics. Parmi celles-ci, l'examen des entrailles d'un mouton sacrifié était la plus répandue. Curieusement, cette pratique, d'autant plus répétée que le patient était plus riche, n'a pas fait progresser l'anatomie. Même pas celle du mouton !

La variolisation, forme ancestrale de vaccination, était utilisée en Chine au XIe siècle, bien longtemps avant les naissances de Jenner et de Pasteur.

Alors que les médecins de l'école de Cnide[7] ne comprenaient rien à la langueur et à la fièvre de Perdiccas II de Macédoine, Hippocrate n'eut même pas besoin d'inventer la psychologie pour comprendre qu'elles étaient dues à l'amour éperdu du jeune roi pour Phila, compagne de son enfance et dernière concubine de son père récemment décédé. L'aveu par Phila d'une même passion secrète en retour acheva la guérison de ce premier mal d'amour médicalisé.

Barbaries

Issue de la théorie des quatre humeurs (cf. *infra*) qui a dominé toute la pensée médicale pendant vingt siècles, la saignée a certainement tué plus de patients qu'elle n'en a sauvés. Cette pratique était à son apogée au XVIIIe siècle, y compris sur les femmes enceintes ! C'était l'époque où les médecins accoucheurs prenaient le pouvoir sur les matrones. Fiers de leur nouvelle discipline technologique, ils brandissaient fièrement le forceps, symbole de leurs prérogatives, pratiquaient des césariennes à vif sans suturer l'utérus ou sectionnaient carrément la symphyse pubienne, autant de barbaries qui ont fait des ravages parmi les femmes enceintes et leurs nouveau-nés. Pire, les médecins avec leurs mains sales ayant traîné dans les laboratoires d'anatomie ont aggravé les infections puerpérales et tué de nouvelles patientes. L'arrivée des médecins dans la pratique des accouchements fut assez catastrophique. Peu importe, l'obstétrique était née, avec le cortège d'illusions et de progrès qu'apporte toute nouveauté, et le public délaissa les matrones au profit de la mâle technologie. Aujourd'hui, les césariennes sont impeccables et indolores, hélas ! elles sont pratiquées abusivement, parfois à la demande des patientes elles-mêmes et l'on commence à en découvrir des conséquences fâcheuses pour les enfants.

Saga caricaturale, l'histoire de l'obstétrique doit nous rendre plus vigilants envers les médecins lorsque, fiers de leurs diagnostics, ils s'aventurent dans la sphère du soin. Chacun son métier. Les trisomiques ne doivent pas leur espérance de vie, passée de dix à soixante ans en un siècle, à la justesse et à la précocité du diagnostic, mais à la prépondérance du soin et de l'affect dans cette lourde pathologie. La merveilleuse chirurgie orthopédique qui a supprimé les boiteux résulte moins de la performance diagnostique des fractures ou malformations que d'une obsession mécaniste des soignants chirurgiens ou kinésithérapeutes.

Que les médecins soient remerciés pour nous avoir expliqué que l'épilepsie n'est pas un mal sacré, que l'apoplexie est un accident vasculaire, que la schizophrénie n'est pas due à la mère, mais méfions-nous d'eux lorsqu'ils abusent du *Gardénal*, du ramonage vasculaire ou de la lobotomie. Méfions-nous de leur intrusion souvent maladroite, barbare ou éléphantesque dans le domaine du soin. Préférons confier le soin au pragmatisme des paramédicaux pendant que se font et se défont les diagnostics des médecins.

Malades inutiles

Depuis Galien, les médecins travaillaient sur les quatre humeurs. Le sang rouge, la bile jaune, la pituite blanche et l'atrabile noire étaient à l'origine de notre harmonie physiologique. Les maladies provenaient d'une rupture de l'équilibre entre ces quatre fluides. Belle idée. Le cœur fabriquait le sang, le foie produisait la bile, le cerveau, la pituite et la rate, l'atrabile. Avant toute maladie, les médecins pouvaient prédire quelle humeur finirait par dominer chaque personnalité. Le sang chaud et humide finirait par envahir les « sanguins » et les pléthoriques. La bile chaude et sèche aurait raison des « bilieux » et des colériques. La pituite froide et humide viendrait à bout des flegmatiques. Enfin, l'atrabile froide et sèche engloutirait les mélancoliques. Tout était dit, cette médecine prophétique se passait aisément de la génétique et du dépistage.

La théorie se voulait parfaite, hélas, chacun des vingt siècles suivants révéla la médiocrité des thérapeutiques qui en dérivaient. Les fièvres et les diarrhées tuaient les nouveau-nés, les épidémies sévissaient sans entraves et les douleurs ne cessaient pas.

Pour décrire et étudier les maladies, les facultés n'avaient même pas besoin des malades. Ce n'est qu'en 1335 que la faculté de médecine de Paris décida d'instaurer un stage pratique obligatoire pour ses licenciés !

Péroraisons

Les médecins, désappointés par cet inexplicable hiatus entre la perfection de leurs diagnostics et l'inefficacité de leurs soins, avaient fini par sombrer dans la péroraison. C'était leur élégante façon d'éviter le *burn-out*, nouvel anglicisme pour définir la dépression des travailleurs débordés par leur tâche. *Burn-out* et péroraison sont les deux façons de se soustraire à une tâche devenue impossible. La péroraison est l'évasion par le haut, c'est elle que je pratique ici pour m'éviter la dépression et la « brûlure exterminatrice » (pour parler français).

Dans toute l'Europe, on pérorait en latin. Le peuple ne le comprenait pas, cela évitait d'inutiles mélanges. On ne prenait pas le risque de rapprocher les mots des patients de ceux de la théorie pour ne pas ternir cette dernière.

Que les geignements du peuple ne viennent pas troubler les péroraisons !

Pendant que les médecins faisaient leurs effets de manche, les barbiers opéraient, ils n'étaient plus ceux de Babylone, ils avaient progressé, ils incisaient les abcès, arrachaient les dents, savaient amputer un doigt ou une main. Mais ils restaient des artisans du pus et du sang, incapables de théoriser les maladies. Le soin n'était décidément pas médical. En 1100, à l'apogée de la médecine orientale, le grand Avenzoar – célèbre médecin arabe, souvent considéré comme le plus grand depuis Galien – refusait de préparer ses remèdes et déclarait que la chirurgie est indigne du médecin.

La séparation et la rivalité entre les trois professions de médecin, d'apothicaire et de chirurgien allaient durer très longtemps…

Sur le terrain

Lorsqu'Ambroise Paré devint maître barbier-chirurgien en 1536, le soin commença à prendre une dimension nouvelle. Les champs de bataille étaient un formidable lieu d'apprentissage et d'expérience, les nouvelles armes à feu étaient source d'horreurs encore inédites, donc de nouveaux progrès. Vive ce progrès qui sait si bien trouver les remèdes aux maux qu'il génère ! Avec ces monceaux de tripes sur les champs de bataille, les travaux pratiques modernisèrent la chirurgie : instruments plus sophistiqués, ligature des artères pour faire cesser les hémorragies. Ambroise Paré devint le chirurgien des rois, il eut toujours besoin de leur soutien face à la Faculté, car il ne connaissait pas le latin. Ses écrits publiés en français permirent de sauver de nombreuses vies humaines…

Entre les vies et le latin, il avait su choisir.

Petit à petit, les chirurgiens furent revalorisés. La Faculté distingua les maîtres chirurgiens dits « de robe longue » opposés aux barbiers dits « de robe courte ». Une académie de chirurgie fut fondée en

France 1731 et, en 1791, la Constituante établit la fusion entre médecine et chirurgie. Le soin était enfin entré à la faculté de médecine. La création de l'internat, en 1802, mettra résolument les médecins à leur place, c'est-à-dire au chevet des malades, à côté des chirurgiens.

Médecins inutiles

Puis, bon an mal an, les guerres diminuèrent en durée et en nombre, les épidémies disparurent. Ne cherchons pas d'explication, ce fut ainsi. Sans guerre et sans épidémie, le niveau de santé s'améliore brutalement. Les médecins ont pris l'habitude de s'attribuer ces embellies sanitaires. Au début, historiens et démographes les ont peu contredits. Puis avec une observation plus attentive, on se rendit compte que la médecine avait eu peu d'impact sur la durée de vie, voire pas du tout, jusqu'à l'avènement des vaccins, des antibiotiques et de l'hygiène.

Les découvertes de Pasteur et de Koch ont brutalement augmenté la longévité, puis après 1950, les antibiotiques ont contribué à un nouveau gain significatif. Ensuite, ce fut une succession de grignotages sur la mort par divers progrès : confort des transports et des habitations, chauffage, eau potable, réseaux d'égouts, gestion des déchets, hygiène alimentaire, urbanisme, éducation, justice sociale, conditions de travail, etc.

L'apport médical au sens strict – hors chirurgie – reste modeste.

À quoi servaient les médecins d'antan ? À faire et à défaire les diagnostics.

À quoi servaient en plus les médecins d'hier ? À façonner et à promouvoir l'hygiène.

À quoi servent en plus ceux d'aujourd'hui ? Nous acceptons d'y réfléchir…

Interlude

Quand j'ai vu Marcel, je l'ai immédiatement trouvé sympathique. Le proverbe dit que la première impression est la bonne. Regard pétillant sans fierté, ventre généreux sans mollesse, thorax abondant sans ostentation. Il s'est présenté comme un artisan menuisier ; l'absence d'une de ses phalanges me l'avait déjà confirmé. Le personnage, encore debout dans l'encadrement de ma porte, m'a plu tout de suite.

Ces choses-là ne se discutent pas.

J'ai certainement profité moi aussi, en tant que praticien, de l'avantage de ces premiers instants au cours desquels, par de subtils échanges, des patients ont décidé de me faire confiance avant d'avoir testé mon art médical. L'abondance de ma clientèle doit peut-être plus à la vivacité de ces premiers instants qu'à la qualité de mes soins. Un tel constat est une blessure d'amour-propre pour celui qui revendique la médecine exacte. Reconnaissons que cette empathie des premières minutes est un joker opportun pour compenser nos incompétences.

Si le médecin et le patient sont touchés ensemble par la grâce de ces premiers instants, la science médicale y gagnera toujours.

Marcel a eu d'emblée envie de se confier, j'ai eu d'emblée envie de l'aider. Je me souviens très bien de cette première consultation…

La menuiserie commence à fatiguer Marcel. Il me dit être plus épuisé le matin que le soir. Je lui fais remarquer que son repos nocturne doit être plus pénible que sa journée de menuiserie, puisque sa fatigue est essentiellement matinale.

« – Pas bête, me répond Marcel qui a le sens de la logique. »

Ce qui l'ennuie le plus, c'est un mal de tête qui le prend souvent vers la mi-journée et dont il ne se débarrasse parfois que le soir. Un mal de tête lancinant.

« – Comme maintenant, au moment où je vous parle, je l'ai ce mal de tête. Insupportable.

– Et que faites-vous comme genre de menuiserie ? »

Marcel me regarde un peu étonné, puis il se ravise en pensant que les détails de son travail peuvent orienter mon diagnostic.

« – Ah oui, je travaille aussi les bois exotiques. »

Marcel est décidément très vif, il sait que les bois exotiques dégagent des sciures qui peuvent être toxiques et il suppose que ma question sur son métier avait rapport à cela. Les sciures exotiques provoquent des cancers de l'ethmoïde*, elles ne donnent pas de maux de tête. J'avais posé la question, tout simplement parce que je m'intéresse à la menuiserie depuis longtemps, bien plus longtemps qu'au mal de tête de Marcel. Lequel ne me fait déjà plus faire de souci.

« – Non, je vous demande quels sont les travaux que vous réalisez : du bâtiment, de l'agencement, du meuble, des prototypes ? »

Marcel me regarde avec plus d'étonnement, réalisant qu'une telle question ne peut être posée que par quelqu'un qui connaît un peu le métier.

« – À vrai dire, je faisais beaucoup d'agencement sur mesure, mais je viens de signer un contrat avec un promoteur et je fais de plus en plus de bâtiment.

– Des portes et des fenêtres à la chaîne ?

– Oui, c'est un peu ça, mais pas toujours, dit-il comme pour s'excuser.

– D'un certain côté, c'est rassurant d'avoir une clientèle toute trouvée, de l'autre, c'est fastidieux de faire toujours la même chose.

– Oui, vous avez raison, docteur, c'est un peu ça.

– Comme pour moi, les rhumes en hiver, c'est lucratif, mais je ne suis pas très fier en fin de journée. »

Marcel rit franchement tout en paraissant surpris de la tournure de la consultation.

« – Quand avez-vous passé votre CAP de menuiserie ?

– C'était en 75.

– Il devait encore y avoir des fers directement montés dans la fente des arbres de toupie ?

– Ah ! ça docteur, je vois que vous connaissez le métier.

– La phalange qui vous manque, ça doit venir de cette époque.

– Vous êtes tombé juste, docteur. J'espère que vous êtes aussi doué en médecine qu'en menuiserie, dit-il en souriant.

– Hélas non, je ne suis pas très doué en menuiserie. Pourtant, ce métier m'aurait plu, je crois que si je l'avais choisi, j'aurai fini par être doué. J'aime toucher le bois autant que les ventres. »

Marcel hésite toujours entre le rire et l'étonnement, il prend pourtant une part de plus en plus active à notre conversation.

« – À l'époque, nos fers de toupie, on les fabriquait nous-mêmes, me dit-il.

– Je sais, c'était peut-être intéressant, mais vraiment dangereux ; s'il y avait le moindre défaut du bois, il pouvait y avoir une éjection et des accidents terribles. C'est bien mieux aujourd'hui avec les porte-outils anti-recul.

– On dirait vraiment que vous avez fait ça toute votre vie, docteur.

– Non, il m'arrive parfois de bricoler chez un oncle menuisier. C'est un beau métier.

– Ça dépend des jours, docteur.

– Excusez-moi, je vous dis cela, confortablement installé dans mon fauteuil, j'imagine pourtant que le travail en série doit être moins agréable.

– Vous l'avez dit, docteur, mais au moins, il permet de faire tourner mon atelier et de payer mes deux gars. Vous savez, aujourd'hui, avec la standardisation des cotes et la grande distribution, on fait de moins en moins d'agencement. »

Marcel était comme tous les artisans de sa génération, il avait dû passer de l'artisanat à la petite série pour suivre son temps. Il n'avait plus l'angoisse de l'attente du client, par contre, son travail avait perdu en qualité et en intérêt. D'autres avaient fait le choix de l'artisanat haut de gamme, leurs revenus étaient plus aléatoires, mais ils avaient gardé le plaisir du travail intact. Nous parlons longuement de tout cela… Il a envie de refaire un peu de bel ouvrage, mais il a mis le doigt dans l'engrenage de la série. Il est progressivement passé du statut d'artisan libre à celui de sous-traitant ficelé par une petite poignée de promoteurs qui durcissent leurs conditions. Il a deux ouvriers, les charges sont lourdes, le travail manuel pas assez valorisé. Marcel a fait deux années d'ébénisterie, il rêve d'en refaire. Je l'encourage dans ce sens.

« – Et pourquoi ne pas refaire un peu de meubles, juste pour le plaisir ?

– On ne gagne pas sa vie avec ça, docteur.

– Oui, mais, si vous la gagnez assez avec le reste.

– C'est vrai, surtout que depuis la tempête, je peux avoir du bois à très bon prix. »

Nous parlons alors du prix du bois. Le merisier et le noyer, les plus chers et les plus beaux pour l'ébénisterie. Je lui dis apprécier le frêne et le châtaignier qui donnent d'aussi bons résultats que le chêne, tout en étant beaucoup moins chers. Voyant mon intérêt pour les bois, il me vante les mérites du pin cembro à l'odeur subtile qui pousse dans ses Alpes natales à mille huit cents mètres d'altitude et du mélèze qui résiste à toutes les intempéries. Il me parle avec un intérêt grandissant du travail du bois, de son odeur, de son cœur dont les couleurs varient selon sa sensibilité aux champignons.

Ah ! Oui, lui dis-je, j'aime beaucoup le hêtre à cœur rouge.

À chaque fois, je réagis par une courte remarque ou une précision révélant que je comprends exactement ce qu'il me signifie. Il en est surpris et ravi.

Plus nous parlons, plus les grimaces qu'il fait parfois du coin de l'œil en réaction à sa douleur lancinante, s'espacent.

Je lui dis être assez intéressé par du mobilier de jardin en mélèze et je connais quelques clients potentiels pour de l'agencement avec de belles essences. Je rajoute malicieusement qu'il n'aura probablement pas le temps de faire de tels meubles, à cause de toutes les fenêtres en série qu'il doit faire.

« – Oh ! Si, docteur, pour du bon travail, le temps, on le trouve toujours.

– Ah ! Bien, il faudra alors qu'on en reparle en dehors du cabinet médical, je vous parle de votre métier et j'oublie de faire le mien. Il faut que je me décide à m'occuper de ce mal de tête et de cette fatigue du matin. Au fait, avez-vous toujours mal à la tête ?

– Tiens non, c'est bizarre, ça a disparu pendant que l'on parlait, ça ne doit pas être bien grave. »

Il ne me manquait que la confirmation du patient pour m'assurer définitivement de la bénignité.

« – Il ne nous reste alors qu'à nous occuper de cette fatigue matinale.

– Oh ! Vous savez docteur, je sens bien que c'est passager, ça va s'arranger tout seul. »

Il n'est jamais de pronostic plus juste que celui du patient. Dans le cas de Marcel, il y a eu, en outre, une guérison en cours de consultation !

« – Je le pense aussi, tout en me tenant prêt à en reparler avec vous à la moindre inquiétude. »

J'ai revu Marcel quelques fois pour des bricoles. Je suis allé visiter son atelier. Il m'aidait parfois à affûter des outils de tournage. Un jour, je lui ai montré un truc que j'avais appris d'un vieux modeleur. On collait deux pièces de bois déjà enduites de paraffine, on pouvait alors les travailler au tour sans qu'elles se séparent ; ensuite, on les décollait facilement à cause de la paraffine et l'on obtenait deux moitiés strictement identiques de la pièce tournée. Cela pouvait faire des décors de façade pour des meubles. Marcel, peut-être un peu vexé, a immédiatement réagi en me disant qu'il avait un remède pour le mal de tête, que je ne connaissais certainement pas ; c'était un subtil mélange d'ambroisie du Mexique, de menthe et de centaurée dont il fallait prendre trois tasses par jour. Il souffrait moins souvent, l'effet était miraculeux lorsqu'il en prenait. Ces échanges complices d'informations dans les domaines de l'autre nous ont amusés plusieurs fois.

D'un point de vue médical, l'histoire de Marcel n'a rien d'extraordinaire. Une très courte période dépressive révélée par une fatigue matinale, avec d'anciennes crises migraineuses, presque disparues, et récemment ravivées par le décalage de ses repas en raison de l'excès de travail. Un diagnostic rapide avec un risque d'erreur négligeable pour ne pas dire nul.

Il aurait été possible de confirmer la bénignité par un scanner que Marcel n'a jamais revendiqué. Dans certains cas, la conclusion tirée par le patient lui-même présente un risque d'erreur plus faible que le scanner.

À quoi sert un médecin ?

À s'assurer que la science et l'empathie progressent à même allure.

Chapitre 8

L'emprise de l'industrie

Après tant d'années en France rurale, je pensais ne plus jamais utiliser mon diplôme de médecine tropicale. Les incontournables prescriptions pour la tourista et le paludisme, avant les départs pour les tropiques du Club Méditerranée, étaient une sorte de déchéance que j'assumais. Les reniements aussi sont formateurs.

Et puis, le hasard qui façonne les biographies aussi sûrement qu'il domine la biologie me fit découvrir une petite annonce dans une de ces multiples revues, financées par les laboratoires pharmaceutiques, qui encombrent la boîte à lettres des médecins. « Recherche un médecin pour la Chine »... Le profil demandé était exactement le mien...

Deux courtes années en Chine tropicale, comme responsable d'une petite clinique financée par les entreprises étrangères de la région de Canton. Les Occidentaux expatriés avaient besoin d'un médecin de chez eux, le soin reste la moins adaptable des cultures. J'y exerçais une médecine globale au sens le plus large du terme incluant la traumatologie et toute la logistique du soin. Une de mes missions consistait à répertorier les compétences des hôpitaux environnants pour y adresser un patient en cas de besoin, il aurait été discourtois d'évacuer toutes les urgences à Hong Kong, notre voisin occidental. La diplomatie élémentaire m'imposait de trouver quelques correspondants en Chine communiste... Un service de radiologie à Canton correspondait à peu près à nos normes, l'acupuncteur d'un village voisin me permit des échanges cordiaux autour de quelques patients souffrant de douleurs chroniques, enfin un cardiologue de Shenzen – ville très proche de Hong Kong – avait le charisme qu'il faut pour donner la bénédiction médicale à nos expatriés pléthoriques ou tabagiques. Ces trois référents furent les seuls que je pus imposer à ces compatriotes exigeant le meilleur de la médecine occidentale.

Pascaline

Fille d'ingénieur, Pascaline avait une taille très inférieure à la moyenne. Ses parents s'en inquiétaient, elle démarrait sa puberté au moment où ils venaient de signer leur contrat pour trois ans en Chine. J'essayais de les rassurer. Pascaline était vive et intelligente, elle n'avait aucun signe de perturbation endocrinienne et sa mère était aussi de petite taille. Rien n'y fit, je fus sommé de faire quelque chose et les parents en arrivèrent à exiger que j'importe l'hormone de croissance pour leur fille. Mon opposition violente à ce traitement injustifié me valut quelques inimitiés au titre d'un certain refus de la médecine d'avant-garde pour les « pauvres » expatriés…

Peu de temps après mon retour de Chine, les premiers morts dus à l'hormone de croissance étaient signalés… la France détient aujourd'hui le triste record du nombre de morts dus à ce traitement.

Cette histoire, dont je ne tire aucune gloriole tant mon refus se devait d'être catégorique, conforta mon opinion sur les excès thérapeutiques de la France et son laxisme en matière d'autorisations de mise sur le marché et de pharmacovigilance. Il est classique d'accuser l'industrie pharmaceutique de tous les maux. Certes son influence sur les ministères, les patients, les médecins et la recherche est devenue outrancière, mais elle m'agace beaucoup moins que la léthargie de ces derniers. Le problème majeur est la méconnaissance de la notion de rapport bénéfice/risque à tous les niveaux de la chaîne du soin. La question des avantages par rapport aux inconvénients est toujours biaisée et rarement débattue entre tous les acteurs du soin.

Découverte de l'industrie

À mon retour de Chine, j'eus l'opportunité – inespérée pour un clinicien mature – de travailler quelques années pour l'industrie pharmaceutique, car mon carnet d'adresses de professeurs chinois intéressait vivement les laboratoires attentifs à ce marché fabuleux. Malgré mon engagement revendiqué pour la médecine clinique, j'ose dire que ce furent les années les plus enrichissantes de ma carrière. C'est là que j'ai compris qu'un leader d'opinion est l'investissement le plus rentable pour un laboratoire qui commercialise un produit dans sa spécialité. La corruption est rarement directe, il suffit « d'accompagner » ce leader dans toutes ses recherches, ses conférences et ses publications jusqu'à le rendre incapable d'une autonomie de pensée. Les méthodes sont innombrables et les professeurs n'en évaluent pas le poids réel. Plus qu'une connivence coupable, il y a un glissement progressif vers une certaine médiocrité épistémologique et épidémiologique.

Ces années m'ont permis les plus riches découvertes de la diversité humaine. J'ai pu parcourir l'Asie et l'Amérique latine pour y rencontrer des confrères et pénétrer leurs ministères de la Santé. Sur la dizaine de produits dont je devais obtenir l'enregistrement et le marché nationaux, un seul présentait, à mes yeux, un rapport bénéfice/risque positif… Devoir m'occuper des autres révéla vite mes incapacités commerciales quasi génétiques… J'ai enfin découvert les univers de l'entreprise et de l'administration, inconnus du médecin libéral. Cela m'a aidé, par la suite, à mieux gérer les innombrables consultations liées à la pathologie du « mal-être » au travail, tâche devenue essentielle pour les médecins d'aujourd'hui.

Pour la première fois, j'ai pu observer le métier de médecin de l'extérieur et sous différents points de vue. Un cabinet médical ne permet pas une telle approche de la diversité humaine, ses habitués ne reflètent qu'une parcelle de la société et qu'un aspect de ses humeurs.

Cette période paracheva mon déniaisement, et me permit de constater l'extrême dépendance culturelle et scientifique des universitaires. La prépondérance du marché dans la création des concepts pathologiques m'apparut clairement. La fréquentation des ministères me fit découvrir le poids de l'économie dans les grandes orientations des politiques sanitaires.

La très courte histoire de la thérapeutique

L'histoire de Pascaline met en relief la crédulité thérapeutique de nombreux patients. Avec l'arrivée des premières thérapeutiques réellement efficaces vers le milieu du XXe siècle, les patients se sont laissés persuader qu'à chaque diagnostic ou état correspondait un traitement salvateur ou correcteur. Nul n'a cherché à corriger cette naïveté qui arrangeait les affaires des médecins et de l'industrie.

L'histoire des thérapeutiques réellement efficaces se concentre sur quelques années, il n'est pas besoin d'abuser de raccourcis simplificateurs pour la résumer. Avant 1930, les historiens parlent de « nihilisme thérapeutique », après 1980, la pharmacologie, malgré son intérêt scientifique, n'a eu qu'un impact mineur sur la santé publique.

Rendons cependant justice au XIXe siècle, il y avait tout de même quelques médicaments actifs que les doigts d'une main suffisent à compter. L'opium soignait tous les maux et conférait l'allégresse ! L'ipéca soignait les dysenteries. Le quinquina soignait les fièvres. La digitale soignait l'hydropisie.

L'industrie pharmaceutique naissante transforma ces précurseurs en morphine, quinine ou digitaline dont les vertus restent intactes et très appréciables. Les deux autres bonnes nouvelles du milieu du XIXe siècle sont la disparition de la peste et du choléra, bien que les médicaments n'en soient pas la cause. Ces épidémies ont cessé pour des raisons relevant à la fois de l'histoire naturelle de ces maladies et de la compréhension de la notion de contagion.

Ces quelques exceptions mises à part, le médecin du début du XXe siècle n'était un soignant ni au sens médical ni au sens social du terme. Il n'était préoccupé que par la pertinence de ses diagnostics. Naturellement, chacun avait ses recettes plus ou moins éprouvées. On trouvait encore quelques ultimes adeptes du magnétisme de Mesmer*. Samuel Hahnemann avait fait de nombreux émules avec son homéopathie. Il subsistait quelques partisans des sangsues de Broussais* pour remplacer la saignée.

La profession autonome de pharmacien avait été créée, ainsi que sa bible : le codex avec ses milliers de préparations magistrales où foisonnaient l'imagination et les substances du monde entier.

Tout ce bel enthousiasme commercial n'arrivait pas à dissimuler la triste réalité. Les morts prématurées étaient nombreuses. Les résultats thérapeutiques étaient bien maigres et mal évaluables. Leurs succès, trop vantés, suivaient le cours fantaisiste de ces maladies fonctionnelles, psychosomatiques ou psychiatriques que la méthode anatomoclinique avait délibérément reléguées aux marges de la médecine.

Enfin, la modernité

La première véritable victoire thérapeutique est la mise au point de l'insuline en 1922. La production industrielle de cette hormone inaugure l'ère de la pharmacie moderne et supprime définitivement l'idée de mort irrémédiablement accolée au diabète. Pour le reste, l'essentiel se résume à la révolution pastorienne et aux premiers vaccins qui, entre 1865 et 1945, ont fait disparaître rage, fièvre typhoïde, diphtérie, tétanos, coqueluche, tuberculose, fièvre jaune et typhus.

On attribue volontiers à Pasteur 25 ans de gain de vie : la longévité est passée de 40 à 65 ans entre 1865 et 1950 ! Précisons qu'elle était de 27 ans à la fin du XVIIe siècle !

À quoi servait un médecin avant 1865 ?

À faire des diagnostics !

À quoi servait un médecin avant 1945 ?

À faire des diagnostics et à vacciner !

Puis viendront les antibiotiques qui feront rêver à tous les traitements possibles…

Tout ne faisait que commencer

Lors du débarquement, les Américains avaient apporté avec eux la pénicilline. Début de la belle histoire des antibiotiques où l'Institut Pasteur joua un rôle important. Presque toutes les septicémies et maladies infectieuses graves ont pu être vaincues à partir de 1950. Ce nouveau rêve d'immortalité a été brisé en 1980 par l'arrivée du SIDA et des virus dits « émergents ».

Les cinquante années entre 1930 et 1980 constituent bien l'âge d'or de la pharmacie. Synthèse de toutes les vitamines et des hormones sexuelles entre 1930 et 1937. Cortisone en 1948. Héparine et anticoagulants en 1940. Neuroleptiques en 1952, antidépresseurs en 1959, tranquillisants en 1960. Les principaux médicaments cardiovasculaires ont été créés dans les années 1960-1970. Ces deux décennies ont aussi vu arriver la L-dopa pour les parkinsoniens, les anti-inflammatoires non stéroïdiens, les antiulcéreux et la pilule contraceptive. Vertige ! Découvertes souvent hasardeuses, parfois laborieuses, toujours industrieuses.

Fin du nihilisme thérapeutique... Toutes les audaces sont possibles... Cette fois, tous les patients y croient vraiment...

À quoi sert un médecin en 1980 ?

Demandez-le au pharmacien, il vous le dira !

Le « cure » et le « care »

Cette révolution pharmacologique, dont nous bénéficions aujourd'hui, a eu comme effet le plus désastreux de désintégrer le soin. En français, nous pouvons exprimer la scission entre la « thérapeutique » et la « prise en charge » ou bien entre les traitements médicamenteux et non médicamenteux. C'est l'adoption des anglicismes *to cure* (traiter) et *to care* (prendre soin de) qui illustre le mieux cette nouvelle dichotomie du soin.

La révolution pharmacologique a définitivement orienté les médecins vers le *cure*, quant aux patients, malgré leur quête de *care*, ils continuent à accorder une importance très exagérée au *cure*. Le seul fait de l'annonce d'un traitement médicamenteux plus ou moins adapté à une pathologie entraîne inévitablement une baisse de la prévention et des autres voies thérapeutiques dans cette pathologie.

L'engouement actuel pour le *care* dont le thème est repris à l'unisson par les politiques et les patients serait-il un retournement de tendance ? Je crains fort que non. Cette mode associée au thème de l'éducation thérapeutique est une subtile machination mercatique pour le *cure* avec l'appui d'associations de patients financées par l'industrie.

La trilogie idéale

Faire un diagnostic, traiter et soigner.

Je me souviens des méningites des enfants du Sahel. Une ponction lombaire quasi indolore, puis l'examen rapide à l'œil nu du liquide céphalo-rachidien pour avoir un diagnostic de certitude. Ensuite une injection unique de chloramphénicol* garantissait la guérison. Diagnostic et traitement « minute ». Sans nous, les enfants mouraient. L'absolu du bonheur médical, jouissance de l'expertise et du soin avec cette sécrétion d'endorphines qui risque de nous rendre dépendants de la guérison des autres. Ce bonheur instantané qui nous fera mépriser à jamais les médiocres céphalées ou lombalgies du peuple occidental, avec ses vaniteuses hypertensions, ses molles surcharges métaboliques ou ses cancers invisibles à l'œil nu.

Le plus souvent, dans les cabinets médicaux d'aujourd'hui, l'expertise diagnostique est externalisée et le soin est minimaliste avec ses ratios bénéfice/risque de plus en plus médiocres. Pire, le bénéfice et le risque se confondent assez souvent, le risque étant désormais celui de maladies potentielles, le bénéfice n'est plus mesurable, il n'est qu'une question de foi. En pathologie virtuelle, l'essentiel est de croire !

Diagnostic, *cure* et *care*, l'histoire de la médecine confirme leurs évolutions en totale indépendance.

Science dure du diagnostic, science expérimentale du *cure* ou science humaine du *care*, à quoi sert le médecin ?

À trouver, pour chaque patient, le subtil dosage entre les trois.

Hélas, une ombre épaisse obscurcit cette utopie : le marché. Sa suprématie commence à impacter négativement les santés individuelles et publiques. Sa financiarisation a supprimé les derniers industriels heureux de l'âge d'or de la pharmacologie. La trilogie médicale se gonfle du pouvoir d'achat.

Le soin s'esquive sous la solvabilité de ses impétrants.

À quoi sert un médecin ?

À trouver, pour chaque patient, le subtil dosage entre les quatre !

Chapitre 9

Retour de la parole

Depuis toujours, la question lancinante des médecins humanistes est celle du rapport entre leur science et l'individu.

Dans son premier aphorisme, Hippocrate soulignait déjà la nécessité d'une harmonie entre la science, l'exercice médical et le soin individualisé : « La vie est courte, l'art est long, l'occasion fugitive, l'expérience trompeuse, le jugement difficile. Il faut non seulement faire ce qui convient, mais faire encore que le malade, les assistants et les choses y concourent. »

Canguilhem n'a cessé d'interroger le « normal » et le « pathologique » sous ces deux angles de vue, pour conclure à la primauté de l'individu : « En médecine, l'état normal du corps humain est celui que l'on souhaite de rétablir. Mais est-ce parce qu'il est visé comme fin bonne à obtenir par la médecine qu'on doit le dire normal, ou bien est-ce parce qu'il est tenu pour normal par l'intéressé, c'est-à-dire le malade, que la thérapeutique le vise ? Nous professons que c'est la seconde relation qui est vraie. Nous pensons que la médecine existe comme art de la vie parce que le vivant qualifie lui-même comme pathologiques, donc comme devant être évités ou corrigés, certains états ou comportements appréhendés, relativement à la polarité dynamique de la vie, sous forme de valeur négative[8]. » Après cet illustre prédécesseur, maints philosophes, médecins ou non, ont expérimenté des mots nouveaux pour railler la gnose biomédicale et l'illusion de ses technologies. Certains, timidement, montrent du doigt les marchands et les démagogues qui entravent la marche de l'épistémologie médicale. D'autres, anthropologues plus hardis, dénoncent la surexploitation de l'angoisse existentielle dont se sont gavées toutes les églises et nourries toutes les médecines.

Le corps délaissé

La médecine moderne, à contre-courant de cette quête, n'a eu de cesse de laminer l'individu pour mieux le sauver. Premier « paradoxe sanitaire ».

Nous l'avons vu, la révolution anatomoclinique de Laennec avait commencé à confisquer la parole et à négliger les histoires singulières. La physiologie de Claude Bernard avait uniformisé le « milieu intérieur ». Enfin le profond bouleversement de l'imagerie, amorcé avec l'invention de la radiologie par Röngten en 1895, allait parachever cet abandon du singulier. Le corps, désormais transparent, pouvait livrer tous ses secrets anatomiques. Après avoir délaissé la parole du patient, la médecine pouvait désormais se dispenser de son corps puisqu'une image suffisait.

Petit à petit, sans que nul n'y prenne garde ni ne l'ait désiré, s'est dessiné le deuxième « paradoxe sanitaire » de l'Occident, celui que tous les essayistes d'aujourd'hui évoquent inlassablement sans vraiment le nommer. Plus le niveau sanitaire d'un pays est élevé, plus la notion de maladie est omniprésente. Plus les soins sont performants, plus la subjectivité de souffrance est grande. Plus les sciences biomédicales progressent, plus la subjectivité de bonne santé se dégrade. Creusement régulier de l'écart entre la science médicale et son vécu par le patient.

Alternatives

Cet abandon des expressions verbales et corporelles du patient ouvrait une brèche dans laquelle s'engouffrèrent tous ceux qui refusaient cette catégorisation des symptômes et cette objectivation des corps. Certes les adeptes des médecines alternatives avaient toujours existé aux côtés de la science officielle, mais elles furent ravivées par la réelle affliction de nombreux patients et médecins devant ce vide relationnel de la médecine académique. Les XIXe et XXe siècles virent fleurir toutes les propositions diagnostiques et thérapeutiques aux bases théoriques fantaisistes et parfois séduisantes. De l'extravagant magnétisme de Messmer aux brillantes thèses de Freud, en passant par la subtile homéopathie de Hahnemann ou l'enthousiaste médecine anthroposophique de Steiner. Escrocs et charlatans se confondaient avec de chatoyants penseurs ou d'émouvants pasteurs. Certains devinrent des théoriciens prosélytes qui fondèrent des écoles durables, d'autres se transformèrent en charismatiques gourous et bâtirent des sectes entièrement dévouées à leur satisfaction sexuelle ou financière.

Capharnaüm de l'empathie lucrative…

De toutes ces médecines alternatives et théories scientifiques qui souhaitaient rivaliser ou cohabiter avec la méthode anatomoclinique, l'histoire retiendra une réelle volonté de réhabiliter la parole et l'histoire singulière du patient. Malgré leur dérive sectaire et la fragilité de leur base théorique, les thèses de Freud ont été enseignées dans les universités de médecine jusque dans les années 1980. La psychanalyse était incluse dans le diplôme et la pratique psychiatrique malgré la faiblesse de ses fondements cliniques. Il y a encore des tentatives d'intégrer l'enseignement de l'homéopathie dans certaines facultés. L'Académie est consciente de l'impérieuse nécessité de restituer l'écoute et la parole confisquées, mais elle ne peut y parvenir sans risque de régression scientifique. En effet, les succès incontestables de la médecine et de la chirurgie sur les maladies organiques ont aggravé leur dichotomie avec les maladies fonctionnelles. La biomédecine se détourne progressivement des troubles fonctionnels, car accepter un succès sur ces pathologies sans avoir un support anatomique ou moléculaire valable serait un propre désaveu de toute sa structure méthodologique. Un partage quasi officiel est en train de s'opérer, les médecines alternatives gèrent le fonctionnel en attendant que la médecine académique débusque l'organique et aucune ne cherche plus à contester les succès de l'autre.

L'essor tardif de la psychiatrie

La multiplication de chapelles autour de la parole s'explique aussi par l'absence d'une psychiatrie médicale solide à cette époque. Depuis que Pinel avait médicalisé la folie au début du XIXe siècle, les médecins avaient peu de moyens diagnostiques et thérapeutiques. L'écoute compassée n'était souvent que l'antichambre de la camisole, de l'électrochoc ou de la lobotomie ! Enfin, les nombreuses maladies fonctionnelles inexpliquées tendaient à être de plus en plus considérées comme des maladies psychosomatiques vaguement associées au domaine de la psychiatrie.

L'arrivée d'une clinique psychiatrique raisonnée au XXe siècle et le succès des neuroleptiques dans les psychoses ont créé une nouvelle forme de scission entre ce que nous pourrions appeler le psycho-organique et la multitude des troubles névrotiques et dépressifs que les manuels de psychiatrie essaient de classer avec persévérance et rationalité sans cacher la difficulté de l'aventure.

Aujourd'hui, il y a de moins en moins de laissés-pour-compte de la psychiatrie, la médecine y possède un arsenal de diagnostics provisoires et de traitements de temporisation. Cependant, le problème des relations entre le psychique et l'organique reste entier et, si des passerelles sont suspectées, il existe encore peu de moyens rationnels pour les explorer.

Dans le DSM-IV*, les maladies et troubles fonctionnels plus ou moins liés à des personnalités névrotiques sont classés en plusieurs entités à la nosographie* instable telles que les classiques hypocondries, l'ancienne et vilaine hystérie, l'histrionisme* au si joli nom ou, plus vaguement, les troubles somatoformes.

Ainsi deux dangers continuent à guetter les inclassables, soit être « psychiatrisés » outrancièrement, soit être « organicisés » abusivement.

À quoi sert un médecin ?

À éviter l'outrance et l'abus.

Mme B. l'histrione

Mme B. est plutôt séduisante. Non, à la réflexion, elle est plutôt séductrice. La différence est parfois minime pour un mâle distrait.

Elle pose le décor. Je suis son dernier recours… Elle a vu tous les médecins de la ville… Mon excellente réputation est arrivée jusqu'à ses oreilles… Elle a même vu quelques psychiatres, ils ne peuvent rien pour elle, elle n'est pas folle…

Lorsqu'une consultation commence comme cela, le diagnostic est fort probable dans le registre du « H » (hystérie, hypocondrie et histrionisme). La médecine s'efforce, avec beaucoup de persévérance, de détecter les anomalies génétiques ou biologiques qui se cachent derrière ces mots forcément provisoires. L'ultime preuve de ces trois diagnostics misérabilistes est l'échec absolu de toutes les tentatives thérapeutiques médicales, psychiatriques et chirurgicales.

« Cela ne veut pas dire que je n'ai rien », comme m'avait dit ce patient qui estimait que la centaine d'examens qu'il avait subis était bien peu par rapport aux milliers qui existaient. « C'est vrai, lui avais-je répondu quelque peu agacé, vous avez peut-être quelque chose que la médecine est inapte à comprendre. »

L'abstention totale est l'épreuve la plus difficile pour un médecin. Imaginez un commerçant disant au client qui vient d'entrer dans sa boutique : « je n'ai rien à vous vendre. »

Vingt et une anesthésies

« – J'ai eu vingt et une opérations, docteur, me dit Mme B., en agitant sa liste devant mes yeux. Vous rendez-vous compte de la gravité de mon cas ?

– Ne me dites rien. Gardez votre papier. Laissez-moi deviner… »

Ma journée avait été dure et j'avais envie de me détendre avec l'un de mes jeux favoris : un parcours de détective médical jalonné de suppositions, d'inductions et de déductions.

Je me devais d'être digne de l'excellente réputation qu'elle me prêtait. Je commençais alors à rédiger une liste plausible de ces vingt et une interventions chirurgicales. Je m'abstenais d'écrire les arguments de mes choix. (Ils figurent ci-après entre parenthèses.)

1. Appendicectomie. (Aucune douleur abdominale tenace n'y échappait avant 1970.)

2. Cholécystectomie. (même remarque que pour l'appendicite. L'ablation de la vésicule biliaire a été une grande mode avant l'arrivée de l'échographie).

3. Thyroïdectomie. (La plupart des nodules, même absolument bénins, aboutissaient à l'ablation de la glande thyroïde chez les patients inquiets ou revendicateurs.)

4. Hystérectomie totale. (Peu de fibromes ont échappé à cette intervention à l'époque de la gynécologie virile. On enlevait l'utérus et les ovaires pour prévenir les deux cancers et éviter une grossesse tardive.)

5 et 6. Deux polypectomies du côlon. (Mme B. a dépassé la cinquantaine. Elle a dû avoir au moins une coloscopie avec anesthésie générale pour dépister le cancer du côlon. Je suis certain qu'on a trouvé et enlevé un vrai ou faux polype. On lui a forcément fait une deuxième coloscopie de contrôle pour prouver l'absence de nouveau polype.)

7. Occlusion intestinale sur bride. (Les personnes ayant eu une chirurgie abdominale large ont souvent des cicatrices péritonéales qui peuvent gêner le transit intestinal et provoquer des douleurs, voire des occlusions, nécessitant parfois une nouvelle intervention.)

8, 9 et 10. Trois interventions de chirurgie orthopédique. (J'avais vu qu'elle boitait très légèrement en arrivant. Elle a eu au moins une intervention pour une fracture quelconque, puis une autre pour enlever le matériel d'ostéosynthèse. Comme elle a le chirurgien facile, j'en marque trois au lieu de deux.)

11, 12 et 13. Trois interventions sur la peau. (La cicatrice visible sur son avant-bras est celle d'un abcès ou de l'ablation d'un polype quelconque. La dermatologie est féconde en interventions et biopsies. J'en compte donc trois.)

14, 15 et 16. Trois césariennes. (Ma secrétaire a noté trois enfants sur sa fiche. Je parie pour une césarienne pour le premier. Ensuite, l'excessive prudence obstétricale considère que ce mode d'accouchement est définitif pour la patiente.)

17. Ablation d'une hernie discale lombaire. (Malgré un gros doute, je suis tenté en raison de son âge, on était friand de ces interventions avant 1980.)

18 et 19. IVG. (Je reconnais que cette présomption est facile, 45 % des femmes y ont eu recours au cours au moins une fois dans leur vie génitale. Disons deux pour Mme B.)

20. J'ai envie d'écrire une intervention sur les hémorroïdes. (À tout hasard.)

Il me manque une intervention. Je donne ma langue au chat et je tends ma liste à cette nouvelle patiente qui doit commencer à avoir de sérieux doutes sur mes méthodes !

Je m'amuse à voir ses yeux grandir un peu plus à la lecture de chaque ligne.

« – Docteur, comment pouvez-vous savoir tout ça ? Je ne vous ai encore rien dit.

– Il manque une intervention, lui dis-je avec l'espoir de la détendre un peu.

– Non, il n'en manque pas, mais pourquoi donc pensez-vous que j'ai des hémorroïdes ? »

Je me prenais à mon propre jeu. Je ne m'étais presque pas trompé. Elle n'avait pas eu d'intervention pour hémorroïdes, mais elle avait eu deux interventions dermatologiques supplémentaires pour des kystes. Tout était juste à ces détails près.

Modeste exploit

En réalité, la performance n'est pas aussi extraordinaire qu'elle ne paraît. La plupart de mes confrères connaissent bien la liste des opérations que subissaient tôt ou tard ces porteurs de troubles somatoformes qui hantent les cabinets médicaux et chirurgicaux. Ils passaient d'un praticien à l'autre jusqu'à ce que l'un d'eux, par lucre ou par lassitude, décide d'une intervention quelconque avec l'espoir secret d'un répit. Hélas, après une courte pause, la revendication gonflait à nouveau et rien d'autre qu'un scalpel ne pouvait l'affaisser.

L'un des avantages collatéraux de l'imagerie moderne a été de diminuer considérablement ces interventions inutiles. Les nouveaux hypocondriaques subissent des scanners et des biopsies qui trouvent toujours un petit « quelque chose » pour « apaiser » le patient, cela est moins barbare que des laparotomies* avec anesthésie générale. C'est mieux pour les patients, mais la gabegie est la même puisque chaque examen en appelle un suivant.

Décidément, la médecine n'a pas fini d'osciller entre la « psychogenèse du somatique » et la « somatogenèse du psychique ».

Les deux vieilles querelles de la médecine : psychique *versus* organique et inné *versus* acquis ne prendront jamais fin. Les médecins ont bien compris qu'ils s'y débattront toujours, quels que soient les progrès de la science médicale.

À l'époque où l'ulcère n'était qu'un trou dans l'estomac, on enlevait l'estomac et le trou disparaissait avec lui. Lorsque le rôle de l'hyperacidité a été bien démontré, de nouveaux antiacides efficaces ont guéri les ulcères en laissant les chirurgiens à la porte. Ensuite, on a compris que le stress aggravait la sécrétion acide par l'intermédiaire du nerf pneumogastrique, les chirurgiens sont alors revenus pour sectionner des fibres de ce nerf. Puis on a découvert un coupable encore plus crédible : *Helicobacter pylori*, une bactérie qui creuse l'ulcère en se nourrissant de la muqueuse gastrique. Les antibiotiques ont alors été le remède miracle, comme au bon vieux temps. Puis, tout a recommencé lorsque l'on a compris que ce microbe vivait en milieu acide et voilà que l'on reparle du stress qui favorise l'hyperacidité.

Médiateurs de soin

Fort heureusement, il est des médiateurs de soin moins barbares que le scalpel. Un « médiateur » est l'objet, la personne, l'image ou la croyance qui intervient dans une relation de soin et la conditionne partiellement. Pour Pierre, professeur des écoles en Ardèche, ce sera un granule homéopathique. Pour la vieille Hortense, une bénédiction du médecin pourra suffire. Pour Charles, cadre supérieur, il faudra l'histoire de cent années de progrès biomédical associée au visage du grand professeur de cancérologie. Pour Jérôme, ce sera la gélule bicolore, l'ampoule autocassable ou la perfusion intraveineuse. Pour Nicole, ce sera le diplôme du rhumatologue ou les mains du masseur.

Le rôle néfaste de tous ces médiateurs est de dissimuler le rôle de chacun dans son propre destin physiopathologique. Ils sont les instruments de cette occultation magique. Ils font également obstacle aux progrès de la science clinique.

Cruelle abstention

Avec Mme B., ma liste étonnamment exacte relevait aussi de la chance, j'avais envie de profiter de mon avantage pour pousser mes pions.

« – Êtes-vous disposée à m'accorder toute votre confiance ?

– On m'avait bien dit que vous alliez trouver ce que j'ai.

– Non, vous n'avez pas compris ma question. Êtes-vous décidée à me faire une entière confiance et à écouter mes recommandations.

– Ah ça oui, docteur.

– Eh bien ne consultez plus médecins et chirurgiens, car vous avez une excellente santé et ils vont finir par vous la détériorer. »

Je ne sais pas si elle a suivi mes conseils. En tout cas, il y a un médecin qu'elle n'a jamais revu, c'est moi.

Ceux auxquels je raconte cette histoire me disent qu'elle est cruelle. Je ne m'en défends pas. Cependant, la vie quotidienne de cette patiente était certainement pleine de cruautés qu'aucune de mes actions ne pourrait adoucir.

Je voudrais sincèrement que nous soyons tous de vrais ignorants et que la médecine trouve un jour la cause réelle de tous les maux de Mme B. ainsi que le remède parfaitement adapté à son cas. Mon optimiste veut y croire. Ma raison ne cesse de contrarier cet optimisme.

Veuillez pardonner mon honnêteté à gros sabots, Mme B., mais n'ayez aucun regret, j'étais et je suis encore incapable de vous aider.

À quoi sert un médecin ?

À dire non parfois. Et, malgré mon admiration inconditionnelle pour les chirurgiens, je pense qu'il sert aussi à protéger ses patients de la chirurgie qui ne sait pas dire non.

Bien qu'il m'arrive de railler les radiologues, qu'ils soient ici remerciés pour avoir amorcé le déclin de la barbarie. L'un des futurs rôles du médecin sera-t-il aussi de protéger ses patients de l'imagerie ? Il m'arrive de le penser… Je pense que j'aurais tort de l'écrire, l'image n'étant pas interprétée par une machine, mais par un homme qui peut avoir d'éventuelles qualités cliniques.

À quoi pourraient servir les radiologues ?

À dire non parfois, eux aussi.

Chapitre 10

Transition vers les chiffres

Avec la révolution pastorienne et les vaccinations, l'hygiénisme du XIXe siècle a connu un nouvel essor et conféré une réalité à la santé publique. Cette médecine préventive est devenue l'essentiel de la tâche des ministères alors que la médecine curative a poursuivi sa libéralisation ininterrompue.

« Mieux vaut prévenir que guérir » est un adage qui a fait florès dans tous les domaines. Si le thème de la délinquance connaît les plus vives controverses sur les avantages respectifs de la prévention et de la répression, dans le domaine de la santé, tout semble avoir basculé dans le camp de la prévention. Nulle promotion d'un yoghourt, d'une chaussure, d'un shampooing, d'une auto, d'une chaise, d'une huile ou d'un aspirateur ne peut désormais s'abstenir d'en vanter les mérites pour la santé ou la sécurité.

Tout peut être prévenu.

Tout peut être guéri

Après les antibiotiques, l'anesthésie, l'insuline et les neuroleptiques, l'idée germa progressivement qu'à chaque diagnostic correspondait un traitement médical ou chirurgical efficace. Après des siècles à l'ironiser, le peuple croyait désormais en la toute-puissance de la médecine, au-delà de toute raison.

Le marché, déjà florissant, de la santé sut voir l'aubaine de cette attente déraisonnable.

Cette période est celle de la « transition épidémiologique[9], » bien analysée par les sociologues et démographes. Les cancers, les maladies cardiovasculaires et dégénératives prirent la place laissée vacante par les maladies infectieuses et montèrent de plusieurs crans dans les préoccupations des médecins et les angoisses des patients.

Hélas, pour ces maladies, un traitement étiologique (traitement de la cause) était impossible puisque les causes apparaissaient multiples et complexes. Les « facteurs de risque » firent leur apparition et devinrent les nouvelles cibles thérapeutiques. Le contexte d'enthousiasme qui a entouré cette révolution conceptuelle a contribué à l'erreur la plus grossière et la plus durable des sciences biomédicales : la confusion entre facteur de risque et maladie. Au lieu de se corriger, cette erreur s'est amplifiée jusqu'au dogme dans une unanimité difficile à entamer.

Un facteur de risque n'est pas une maladie

Les médecins et les marchands, en s'appuyant sur le rêve de l'immortalité, ont réussi à créer la confusion entre facteurs de risque et maladie jusqu'à modifier intrinsèquement le concept de maladie. Le cholestérol silencieux de Bernadette et le cancer muet de Joseph (cf. chap. 4) sont devenus des maladies au même titre que la tuberculose de la Dame aux camélias.

La tuberculose peut disparaître ou guérir, diminuant ainsi son expansion mercatique ; à l'inverse, les facteurs de risque sont illimités en nombre et en durée. Toute variabilité génétique, tout caractère morphologique, tout écart chiffré, tout profil psychologique, tout environnement, tout aliment peut être considéré comme un facteur de risque.

Sources inépuisables d'une médicamentation de la vie.

L'inéluctabilité de la mort étant la preuve absurde de l'évolution inexorable de ces « nouvelles maladies », l'idée de les dépister – avec l'espoir de toutes les soigner définitivement – a été et reste conforme à l'intuition populaire.

À quoi sert un médecin ?

À conforter l'intuition populaire ou à la corriger ?

Je n'ai pas de réponse, car les médecins n'ont pas encore compris la question.

Omniprésence de la maladie

Nul ne peut nier les bénéfices de la prévention. Pourtant, avec l'apparition récente des notions de « précaution » et de « prédiction », la sociologie de la santé a changé de visage et les bénéfices semblent moins évidents. Ces nouveaux aspects de la prévention constituent l'essentiel du deuxième paradoxe sanitaire de l'Occident. Le souci d'amélioration de la santé s'est transformé en une omniprésence de la maladie.

Changement d'objet et de paradigme !

Le principe de précaution, à son origine, concernait essentiellement le domaine de l'écologie. La France, en 2005, est allée jusqu'à inclure la Charte de l'environnement dans la loi constitutionnelle. L'extension au domaine de la santé s'est faite par nature et par logique. Ce principe demande d'apporter la preuve de l'absence de risque d'une action. Les scientifiques savent depuis longtemps qu'une preuve négative est un non-sens ; il suffit, au mieux, de bien vérifier la réelle absence de preuve de risque.

En médecine, les incongruités n'ont pas tardé à apparaître. En France, le cas le plus célèbre est celui de la vaccination contre l'hépatite B. Le principe de précaution appliqué par le ministre de l'époque suite à la suspicion de cas de sclérose en plaques a fortement fait chuter la vaccination. Aujourd'hui, la France a l'un des plus forts taux de mortalité par hépatite B. Paradoxe d'un principe de précaution qui a fait baisser le niveau sanitaire !

Offre et demande irréalistes

Le citoyen a une demande licite de bonne santé, de bonne qualité de vie et de grande longévité. Pour cela, tous les moyens techniques doivent être utilisés et chacun d'eux doit apporter la preuve d'une totale absence de risque ; quant aux moyens financiers, ils doivent être illimités sans amputer le pouvoir d'achat.

Le marché, par essence, répond à toute demande, aussi irréaliste soit-elle, et il le fait indépendamment du résultat escompté. Son but étant de maintenir à la fois le rêve et la demande. Quand aux pouvoirs publics, ils se doivent d'afficher leur volonté d'y parvenir.

Tout concourt à une curieuse inflation. La prédiction, en modifiant le vécu sanitaire, a multiplié la demande des personnes saines. Quant à la précaution, elle a effrayé les professionnels au point de les détourner des malades pour les orienter vers les bien-portants beaucoup moins « dangereux » !

La preuve d'absence de risque, dans des domaines où il est omniprésent comme ceux de la chirurgie, de l'anesthésie et de l'obstétrique, a entraîné une désertification de ces métiers avec, ici encore, le paradoxe d'un risque supérieur.

Invasion de la prédiction

Les professionnels de la santé, de moins en moins enclins au risque, ont favorisé, en quelques décennies, à leur insu et à celui de tous, le basculement progressif vers la prédiction. Les actes sur des personnes sans pathologie sont, à l'évidence, les plus dénués de risque médical. L'évaluation de ces actions étant la plus difficile à faire, la médecine s'ouvre ici un marché captif et illimité dans le temps et l'espace. Seul un refus des pouvoirs publics de financer la prédiction peut faire cesser ce cercle vicieux. La France, en particulier, avide de dépistage organisé et gratuit, court le risque d'aggraver les inégalités sanitaires en détournant l'argent du soin.

La prédiction ne concerne plus une maladie aiguë et réelle qui frappe notre voisin et s'approche de nous, mais une maladie imaginaire ou potentielle dont nous ne connaissons rien et dont nous ne ressentons aucun symptôme. La médecine prédictive consiste à identifier, à dénombrer et à évaluer des facteurs de risque pour chaque individu. À mille lieues de la santé publique et de la médecine préventive, nous sommes au cœur d'une médecine individuelle poussée à son paroxysme, que nous pourrions qualifier de médecine égocentrique ou introvertie. Le nouveau paradoxe est celui d'un individu devenu son propre ennemi en tant que porteur de facteurs de risques génétiques ou acquis. Lutte ridicule où l'égotisme confine à une lutte contre soi. Le corps n'est plus le support des facultés d'être au monde, utilisant ses forces pour contourner ses faiblesses, il devient l'empêchement de vivre, au sens biologique du terme, dans la mesure où cet idéal médical est celui d'être au monde d'une façon immuable.

Jean-Pierre

Sitôt arrivé à la retraite, il a considéré que sa santé était une priorité et il a décidé de la prendre en mains. Il a enfin réalisé cette coloscopie qu'il avait retardée en raison de sa charge de travail. Un polype suspect a été découvert et enlevé. Depuis, il est inquiet et demande une coloscopie tous les six mois. Lorsque son gastro-entérologue refuse, il en cherche un autre. Chaque coloscopie normale le rassure... pendant six mois. Jean-Pierre ne se demande pas pourquoi il a eu polype devenu précancéreux, il est certain qu'il suffira de les enlever un à un pour que l'intestin qui les a générés garde une éternelle jeunesse. Nul ne peut accuser Jean-Pierre d'une naïveté exagérée puisque les médecins sont également convaincus de l'éternité de son intestin producteur de polypes. Jean-Pierre ne s'est même pas posé la question du risque des anesthésies générales répétées à chaque coloscopie, puisque ses médecins ne semblent pas, non plus, se poser cette question.

Nul expert ne pourra jamais connaître le gain de quantité de vie pour Jean-Pierre ; espérons qu'il y en aura, car il a déjà subi une perte bien mesurable de qualité de vie.

Quel que soit l'effet objectif de cette médecine sur notre longévité, il est subjectivement négatif, puisqu'elle ne cesse de ressasser notre finitude. Les médecines curatives et préventives nous avaient donné l'ivresse d'une domination possible de notre environnement, la médecine prédictive a transformé cette ivresse en une crispation sur nos fragilités internes.

Les chiffres internes

Les « maladies à chiffre » sont le fleuron de cette nouvelle médecine. La stigmatisation du « chiffre interne » est l'apothéose de cette déviation prédictive.

Le chiffre de cent mille morts annuelles par tabagisme n'a pas le pouvoir alarmant d'une légère augmentation du taux de sucre dans le sang, parce que le premier est externe et le second interne. L'annonce du nombre externe des morts sur la route ne nous dissuade jamais de prendre notre véhicule pour un plaisir souvent incertain, alors que notre chiffre interne de cholestérol pourra induire des conduites ou des privations aberrantes.

La médecine prédictive a deux carburants inépuisables : le gène et le chiffre. Tous deux sont internes, ils rendent le client captif et leur norme est modulable à l'envi.

Les « maladies à chiffre » sont cliniquement muettes. Pas de plainte, pas de symptôme, pas de signe clinique objectif. Elles sont inexistantes dans toutes les acceptions du terme de « maladie », ce sont des « facteurs de risque » que le potentiel morbide du chiffre a transformés en maladies réelles. Un chiffre anormal devient plus préoccupant qu'un œil jaune ou une douleur abdominale.

Spasme du sanglot

La médecine et les médecins considèrent désormais la présence isolée d'un chiffre « déviant » comme une entité pathologique à part entière. Inversement, l'absence de chiffre provoque presque une paralysie diagnostique.

Tous les parents ont paniqué devant leur bébé ne respirant plus après un long sanglot. Parfois, cette période d'apnée est si longue qu'elle peut se terminer par une petite convulsion avant que le nourrisson ne reprenne sa respiration. Cette bizarrerie se nomme « le spasme du sanglot ». Il n'y a rien d'autre à en dire. Elle n'a pas de chiffre interne et intéresse peu les chiffres externes.

M. et Mme T. avaient amené leur enfant aux urgences après le spasme. Leur explication aurait pu suffire pour le diagnostic, mais inquiétude des uns ou des autres, le bébé avait subi des examens pendant trois jours… Rien, à l'exception d'un taux de lactates un peu élevé. Y aurait-il un chiffre à se mettre sous la dent ? Finalement non, l'augmentation est jugée sans importance… Vraiment rien…

Les parents viennent me voir encore plus inquiets. Leur enfant est magnifique, espiègle et en pleine forme.

« – Vous vous rendez compte, docteur, on ne lui trouve rien, il faut continuer à chercher. »

Décidément, les chiffres ont conquis le monde, il ne peut plus y avoir un symptôme sans support chiffré. Je leur réponds calmement :

« – Si, il a quelque chose et on l'a déjà trouvé, cela s'appelle le “spasme du sanglot”, c'est un vrai diagnostic, même s'il a un nom quelque peu poétique et si toutes les analyses sont normales. »

D'autres diagnostics sont exclusivement cliniques et dépourvus de tout chiffre interne : migraine, schizophrénie, attaque de panique ou lumbago. Nul doute, on finira par trouver pour chacun d'eux un marqueur biologique chiffré qui s'imposera quelle que soit sa fiabilité. Je peux souhaiter ces progrès, mais je crains leur utilisation déraisonnable. Les symptômes cliniques des schizophrènes sont les seuls critères du diagnostic. Par leur variabilité dans le temps et l'espace, ces symptômes conditionnent la relation de ces patients au monde médical, voire au monde tout court. Imaginez qu'un chiffre de marqueur biologique advienne un jour dans les critères diagnostiques, son utilisation abusive pourrait diminuer la précision clinique, donc le lien des patients au monde. Imaginez enfin l'horreur qu'un tel chiffre soit dévoyé en facteur prédictif lors de l'examen d'adolescents fragiles, par exemple.

BNP

Un nouveau dosage apporte aujourd'hui une aide au diagnostic de l'insuffisance cardiaque, il s'agit du *brain natriuretic peptide* (BNP) dont le taux augmente parallèlement au degré de sévérité. La fiabilité de ce test est supérieure à 80 %. Il s'agit d'un vrai progrès. L'insuffisance cardiaque étant un diagnostic essentiellement clinique, le BNP n'est utile que dans des cas complexes ou intriqués. Pourtant l'utilisation de ce test se généralise et la maladie « insuffisance cardiaque » cédera progressivement sa place à la maladie « augmentation du BNP ». On soignera désormais le chiffre en négligeant les autres critères, les traitements seront prescrits et évalués sur ce seul dosage : source évidente d'abus et d'erreurs thérapeutiques. Ces lignes n'ont rien de prophétique puisque ce scénario simpliste s'est déjà produit plusieurs fois[10].

Les chiffres témoins d'une maladie réelle ou annonciateurs d'une maladie potentielle sont déjà innombrables et la médecine en invente chaque jour de nouveaux. Parmi les précurseurs les plus connus, citons : le cholestérol et le sucre du très mal nommé diabète de type 2[11].

Pourquoi une telle fascination ?

Cette fascination pour les chiffres est unanime, tant de la part des médecins que des patients ?

La valeur d'une action médicale est plus difficile à estimer que celle d'un acte chirurgical. En dehors des vaccins et des antibiotiques, l'évaluation est très difficile. Même le but final d'une action médicale n'est pas simple à définir. S'agit-il d'augmenter la qualité ou l'espérance de vie ? Comment connaître notre impact sur la longévité objective puisque sa valeur initiale individuelle nous est inconnue ? Comment pouvoir se féliciter de nos manœuvres sur la longévité subjective puisqu'elle varie avec le temps. Voilà pourquoi les chiffres sont le meilleur promoteur de l'ego du médecin puisqu'ils rendent son action lisible par tous. Si le but déclaré est de faire baisser le taux d'acide urique ou de cholestérol dans le sang, il suffit de mesurer ce taux avant et après traitement pour en valider l'efficacité. Ce critère intermédiaire détourne l'attention du seul critère digne d'intérêt, à savoir le gain vital en qualité et durée. Cette notion de « bon critère » me ramène à l'acuité de cette blague déjà éculée. Un homme cherche ses clés sous un réverbère. Un passant disposé à l'aider lui demande s'il est bien certain de les avoir perdues à cet endroit.

« – Non, répond notre homme, je crois que c'était un peu plus loin.

– Alors pourquoi les cherchez-vous ici ?

– Parce que c'est le seul endroit où il y a de la lumière. »

Cela me rappelle aussi la réflexion de l'un des plus avisés de mes patients :

« – Cher docteur, j'ai enfin trouvé la façon de ne plus avoir de cholestérol.

– Comment donc, lui demandai-je étonné ?

– Ne jamais faire d'analyses. »

Les chiffres externes

Heureusement, un second chiffre est venu au secours de la médecine pour combler ces lacunes du chiffre interne, c'est celui des statistiques : un chiffre externe plus performant. Les essais cliniques randomisés en double aveugle contre placebo ont été mis en place dans les années 1960 pour évaluer l'efficacité des traitements. Ils constituent le *gold standard* de la médecine actuelle dite basée sur les preuves (*evidence based medicine* : EBM). Les statistiques découlant de ces essais sont la condition nécessaire et suffisante pour la généralisation d'un traitement à tous les patients.

Lorsque la mise en place de radars diminue de 3 000 le nombre de morts annuelles sur les routes, l'action est facile à évaluer. Cependant vous ignorez si votre propre vie est incluse dans ces 3 000 vies sauvées. Vous pensez même que cette action n'avait pas d'intérêt pour vous, puisque vous ne possédez aucun chiffre interne de mortalité routière.

Inversement, si les statistiques affirment que le traitement de l'hypercholestérolémie permet de réduire de 30 % le nombre de récidives d'accident vasculaire, cet espoir est immédiatement le vôtre, car vous possédez un chiffre interne de cholestérol. La collusion des deux chiffres fonctionne ici à merveille bien qu'il n'existe pas plus de méthode pour transposer ce résultat à vous-même que pour inclure votre survie dans les 3 000 de la route.

Pire, médecins et patients négligent de lire le mot « récidive », pourtant, ce résultat ne concerne pas ceux qui n'ont jamais eu de premier accident vasculaire[12].

Il est très complexe de décrypter cette « boîte noire de l'épidémiologie[13] » tout particulièrement en matière de prévention à long terme.

Quel est l'objectif final ?

Après avoir constaté que les accidents vasculaires cérébraux (AVC) sont statistiquement plus fréquents chez les patients hypertendus, il était logique de traiter l'hypertension dans l'espoir de faire diminuer le nombre d'AVC. Cette stratégie a été bonne puisque plusieurs études ont confirmé une diminution du nombre d'AVC. Il n'en fallut pas plus pour que ce traitement de l'hypertension provoque un engouement presque comparable à celui des vaccinations.

Puis un examen plus attentif a permis de constater qu'il fallait traiter 100 personnes pour éviter un seul AVC. En 1999, une méta-analyse confirmant la diminution a parallèlement révélé une surprenante absence d'effet sur la mortalité générale[14]. Comme si les patients épargnés mouraient d'autre chose ! Enfin, il apparaît de plus en plus clair que l'hypertension est l'un des facteurs favorisant l'arythmie qui est la première cause directe des AVC. Aujourd'hui, la prévention de ces accidents repose sur le dépistage de l'arythmie et les traitements anticoagulants. Moralité : il faut toujours essayer d'ouvrir la « boîte noire » de l'épidémiologie.

Néanmoins, cette collusion entre statistiques et chiffres internes s'est avérée magique pour les médecins, elle a donné ses lettres de noblesse scientifique à la médecine. Malgré les relents de contestation de mes propos, cette nouvelle médecine statistique mérite son nom de « basée sur les preuves » puisqu'elle fournit toujours une preuve chiffrée de son action.

Le plus grand gagnant est évidemment le marché avec une « patientèle* » illimitée puisqu'elle concerne tous les bien-portants. Inutile de préciser que l'exploration obstinée des « facteurs de risque » est l'activité essentielle de ce marché.

Les maladies à chiffres ont de beaux jours devant elles !

Irrésistible envie de parodier Jules Romain, le plus célèbre devin de la médecine prédictive.

« Vous me donnez un canton peuplé de quelques milliers d'individus neutres, indéterminés. Mon rôle, c'est de les déterminer, de les amener à l'existence médicale. Je leur fais des dosages et je regarde quel chiffre va pouvoir en sortir : une glycémie, un PSA, une troponine, un cholestérol, un BNP, un LDL, ce qu'on voudra, mais quelque chose, bon Dieu ! Rien ne m'agace comme ces sangs mi-figue mi-raisin qui ne recèlent que des chiffres normaux[15]. »

Soupçons

Grâce à cette collusion magique entre les chiffres internes et externes, l'EBM fait la quasi-unanimité des médecins et des patients.

Perfection et absolution.

Hélas, le monde est imparfait. Des statisticiens très compétents, à la solde des laboratoires, poussent la sophistication statistique à un niveau qu'aucun médecin ne comprend[16]. Depuis quelques décennies, les « affaires » s'accumulent autour du marché sanitaire et les conflits d'intérêt sont devenus si grossiers qu'ils deviennent un frein à la science et au changement de modèle.

Enfin, les analyses indépendantes montrent que 90 % des conclusions d'essais cliniques sont à jeter directement à la poubelle. De nombreux articles cités en référence permettront au lecteur curieux de promener son ébahissement[17]. Leur verdict est sans appel : la médecine basée sur les preuves est malade du marché.

Si un jour nous avons la liberté intellectuelle de détricoter les chiffres, la médecine prédictive se réduira comme peau de chagrin.

Est-ce à dire que je dénigre la science et les progrès médicaux ? Au contraire, mon respect est immense au point de les contraindre à la perfection par la dialectique et le soupçon. Darwin avait compris que sa science progressait grâce à la contrainte de ses détracteurs. Que ce soit en astrophysique ou en biologie, il faut critiquer le modèle dominant pour le parfaire ou le dépasser. La science est à ce prix. *A fortiori* lorsqu'il s'agit de science clinique où les écarts au modèle sont plus nombreux et où il n'existe aucun outil pour transposer les statistiques au patient qui nous fait face.

Le handicap statistique des médecins et des patients est parfois surprenant comme en témoigne cette histoire triste et drôle à la fois. Monsieur D. a un fils porteur d'une maladie génétique. Le professeur a évoqué une médiane de survie de dix ans. Ce père vient me voir affolé. Je le rassure comme je peux en maugréant contre la brutalité des chiffres. Soudain, il assène : « de toute façon, les statistiques ne sont pas justes à 100 %. Certains vivent plus, d'autres moins. » Je l'ai approuvé chaleureusement sans tenter de ternir son espoir ni de lui expliquer ce qu'était une médiane.

À quoi sert un médecin ?

À faire vivre la science clinique en contraignant le modèle dominant.

À refuser les consensus mous.

À poser des objectifs thérapeutiques raisonnables avec l'aide éventuelle des chiffres externes et internes.

À considérer exclusivement le critère final de gain de vie en quantité et qualité.

Chapitre 11

Risques et vertus de l'abstention

La population des médecins n'est pas homogène. Leur formation médicale continue (FMC) est un assez bon critère de classement.

Ceux qui ne suivent aucune formation post-universitaire sont minoritaires. Ce sont eux qui prescrivent le plus et font les actes les plus courts. Plus un acte est long, moins il est prescripteur. C'est ainsi.

La majorité des médecins participe à plusieurs types de FMC gratuites, sponsorisées par l'industrie pharmaceutique. Malgré un certain degré d'indépendance, celle-ci diminue régulièrement et les thèmes sont souvent choisis, voire traités par l'industrie ou un leader d'opinion « converti ».

Enfin, un troisième groupe très minoritaire finance sa propre FMC totalement autonome. En France, il n'existe que deux revues indépendantes :

Médecine et *Prescrire* qui organisent des formations, ainsi que des associations comme Formindep ou la Société française de médecine générale (SFMG). Ces médecins sont en général ceux qui prescrivent le moins.

Les erreurs les plus fréquentes se retrouvent chez les médecins du premier groupe en raison de l'abondance de leurs prescriptions. En France, on dénombre environ 400 000 accidents graves par an dans les hôpitaux et cliniques et 200 000 en médecine de ville. Cette pathologie iatrogène provoque environ 15 000 morts par an, dont 5 000 à 6 000 sont facilement évitables. Imaginez 45 crashs d'Airbus A380, chaque année en France, dont 15 par simple négligence !

Difficile de juger les confrères

Les médecins montrent peu d'empressement à juger les erreurs de leurs confrères. Le public a longtemps reproché à l'Ordre des médecins d'être trop indulgent avec ses petits soldats. L'explication vient du fait que l'Ordre est composé de médecins qui, comme moi, doivent être régulièrement hantés par leurs fautes et erreurs passées. Ce qui est considéré comme du corporatisme n'est peut-être qu'une indicible gêne à vilipender les erreurs des autres pendant que les nôtres lancinent lors d'une accusation.

Chaque praticien possède son passif de deux ou trois erreurs peu pardonnables qui reviennent, ça et là, peupler ses cauchemars. Parfois, nous essayons de les raconter en groupe, dans une tentative d'édulcoration ou d'exorcisme. Bien souvent en vain.

La même empathie nous empêche aussi de juger les fautes qui, à la différence des erreurs imputables à la fatigue ou à la méconnaissance, peuvent relever de négligence, de cupidité ou d'incivisme.

De façon surprenante, les erreurs qui arrivent devant les tribunaux ne sont pas forcément les plus graves. Depuis quelques années, une maladie s'empare de nos sociétés, la « litigiosité chronique » dont le but inavoué est de gagner beaucoup d'argent en peu de temps. L'Ordre des médecins étant débordé par l'ampleur de la tâche, des tribunaux spéciaux ont été créés : les CRCI* présidées par un magistrat. Si le nombre d'affaires a considérablement augmenté, celles qui arrivent en cour pénale sont moins nombreuses qu'avant, confirmant que l'indemnisation est le but le plus souvent recherché. Confusion regrettable entre justice et jackpot.

Bazookas contre rhinopharyngite

L'abstention est la forme suprême de l'art médical. Jeune médecin, j'avais créé une association de FMC indépendante. C'est là que j'ai rencontré les maîtres qui m'ont enseigné cet art qui n'a pas toujours été la première vertu des médecins…

Dans les années 1920, des pédiatres et radiologistes américains observèrent que les nourrissons atteints de rhinopharyngites récidivantes avaient un gros thymus*. Cette glande était également accusée de comprimer la trachée et de gêner la respiration avec risque de mort subite… Comme on ignorait tout de la fonction de cet organe, on décida de le détruire par radiothérapie et l'on constata quelques rémissions de ces rhinopharyngites. Pendant plus de trente ans, jusqu'à la fin des années 1950, cette pratique fut courante. Puis en constatant que ces enfants avaient par la suite des infections encore plus sévères, on s'aperçut que le thymus jouait un rôle important dans les défenses immunitaires.

Les gros thymus étaient une conséquence des défenses naturelles et non la cause des rhino-pharyngites. La corrélation statistique n'avait pas été analysée. On vit apparaître des cancers de la thyroïde chez ces enfants irradiés. Enfin, il est fort probable que les rhinopharyngites sévères étaient des mucoviscidoses : maladies génétiques graves que l'on ne savait pas dépister à l'époque et pour lesquelles l'irradiation du thymus était un facteur d'aggravation.

Il serait injuste de moquer les médecins qui pratiquaient cette barbarie inefficace puisque, pendant trente ans, le scientisme de leur faculté la leur avait enseignée.

Ensuite, avec l'invention des antibiotiques, la médecine en a usé et abusé pour soigner les rhinopharyngites, pensant que cela permettrait de diminuer les récidives ou d'éviter les otites et les bronchiolites. Il n'en fut rien et cela contribua même à développer les rhinites et les bronchites allergiques. Les ORL ont proposé de faire des paracentèses puis de mettre des drains (diabolos) pour les otites récidivantes. Pendant ce temps, les traitements homéopathiques de ces rhinopharyngites rebelles jouissaient de leur non-agressivité et de l'effet d'apaisement sur leurs parents fidéistes.

Aujourd'hui, après toutes les dérives scientistes et fidéistes, nous avons appris que les rhinopharyngites cessent toujours naturellement vers l'âge de cinq à six ans, nous ne soignons plus les oreilles rouges, nous ne faisons plus de paracentèses, nous ne mettons presque plus de diabolos, nous ne donnons même plus d'antibiotiques dans les bronchiolites.

Ainsi, après tous les excès autour de cette maladie bénigne, le vrai progrès scientifique est l'abstention thérapeutique totale à l'exception des lavages de nez au sérum physiologique en rassurant les parents jusqu'à l'âge de six ans. Les plus inquiets surveilleront passivement les tympans et l'audition. Quant aux mucoviscidoses, elles sont soignées comme telles.

À quoi sert le médecin ?

À bâtir la science de l'abstention.

Un nourrisson bien jaune

L'anecdote suivante ne recèle ni erreur ni faute de confrères susceptibles d'être justiciables, c'est pourquoi je m'arroge le droit de la raconter.

Un couple d'origine tunisienne vient en consultation avec un nourrisson âgé d'un mois pour une hématurie* dont les parents me montrent la trace incontestable dans la couche. Ils paraissent très inquiets et je les comprends. Je pose immédiatement la question capitale de la fièvre… Absente. Ouf !

Le bébé, avant tout examen, m'apparaît resplendissant de bonne santé, ses parents semblent jouir de la même fortune. Le contact aisé et leur niveau d'éducation plus que correct me donnent déjà de sérieuses garanties pour aborder sereinement cette incongrue et méchante hématurie néonatale.

J'examine le bébé avec une prudence d'interne et une méticulosité d'artisan… L'Afrique m'a laissé une passion pour la pédiatrie et quelques « trucs » pour un examen aisé des nourrissons. Je ne trouve rien… Bébé toujours aussi pétillant et parents toujours aussi ravis de cette vitalité. Mon examen semble même baisser sensiblement leur niveau d'inquiétude. Cela me surprend quelque peu, à leur place, je ne serais pas très fier d'avoir un bébé pissant du sang. Ayant pris l'habitude de considérer la sérénité des parents comme un signe clinique de la bénignité des pathologies pédiatriques, je m'efforce, malgré tout, de ne pas me laisser aller à cette facilité de vieux briscard. Je pratique alors un interrogatoire policier… Je veux tout savoir… Tout… Depuis la première heure de la naissance…

La logorrhée qui suit mes questions est un véritable exutoire… Ils s'épanchent… La mère avait accouché dans le tout nouvel hôpital mère-enfant inauguré le mois précédent. Sommet de la technologie, temple de la confiance, auberge de la prise en charge. Bon accouchement, beau bébé, Apgar* à 10. Bonheur parfait. Puis apparition d'un ictère néonatal* qui se mit à durer plus que de coutume. Un ictère franc. Difficile de conclure à l'ictère physiologique banal du nouveau-né sans avoir recherché au préalable les vraies pathologies. La méthode hospitalière – c'est son rôle – avait été rigoureuse et logique, les investigations avaient été effectuées dans l'ordre de fréquence des causes. Le compte rendu de sortie d'hôpital que j'ai sous les yeux ressemble, à s'y méprendre, à une question d'internat. Voilà pour moi une occasion de réviser les causes de l'ictère dont certaines se sont un peu émoussées dans ma mémoire, faute de les avoir rencontrées. En fin de parcours, les internes avaient recherché une infection urinaire, éventualité ultime dans la liste des causes. L'analyse avait révélé une forte bactériurie que l'absence de fièvre et de leucocyturie* aurait dû dédramatiser. Néanmoins ne jugeons pas, la bactériurie était importante. Une cystoscopie* avait été programmée pour tenter d'expliquer cette « infection urinaire ». La diminution de l'ictère rassurait quelque peu les parents, inversement, l'attention persistante que le système hospitalier d'un ancien pays colonial accordait à leur progéniture maintenait un certain niveau d'inquiétude. De plus, ils tenaient notre niveau médical en estime et appréciaient l'humanisme de notre accès égalitaire aux machines du diagnostic.

La cystoscopie avait donc été pratiquée. Hélas, notre merveilleuse technologie – elle m'impressionne chaque jour – n'a pas encore réussi à fabriquer le cystoscope filiforme qui conviendrait à un bébé de deux semaines…

Ping-pong de l'inquiétude

Mentalement, je commence à cerner mon diagnostic… L'infection était une souillure, la cystoscopie avait blessé l'urètre ou la vessie, une hématurie initiale avait dû passer inaperçue ; la plaie, encore mal cicatrisée, venait probablement de saigner un peu. Me souvenant des ictères prononcés de l'Afrique – la voilà qui revient –, je leur expose mon résumé rassurant avec les mots les plus simples. Votre bébé a eu une banale jaunisse de naissance, celle-ci est plus fréquente et plus prononcée en Afrique qu'en France, c'est ce qui a inquiété les internes. Lors de l'examen des urines, une souillure a dû fausser les résultats. La cystoscopie a blessé l'urètre de votre enfant et l'a fait saigner. Aujourd'hui, il saigne de nouveau, sans doute parce que la croûte de la plaie vient de tomber ou d'être irritée. Sans certitude absolue, c'est ce que je pense après mûre réflexion… Les parents m'écoutent… Les commissures de leurs lèvres se redressent progressivement à chacun de mes mots et le sourire qui en résulte me confirme leur assentiment. S'il me reste un dernier doute sur l'exactitude de mon diagnostic, eux semblent ne plus en avoir. Ils sont tacitement certains, depuis le premier jour, de la normalité de leur enfant, mais aucun parent n'est capable de faire cesser le ping-pong hospitalier des examens et de l'inquiétude.

Le scénario que je leur propose est « sans doute » le bon. Mais notre environnement sociomédical est de plus en plus hostile au mot « doute » même lorsqu'il est précédé de « sans ». Il me reste à décider si je dois ou non mettre un point final à cette histoire. Dois-je ou non demander une nouvelle exploration urinaire ? Dois-je mettre un terme à l'engrenage médical ou risquer une faute par négligence, l'hématurie d'un bébé n'étant pas chose banale ? Avec le soutien enthousiaste des parents, je décide d'en rester là : simple surveillance et abstention totale d'examen et de traitement…

Par la suite, j'ai souvent revu cet enfant, toujours plus pétillant, avec sa robuste santé héritée de ses parents. Son hématurie est aujourd'hui une histoire ancienne, possiblement oubliée.

À quoi sert un médecin ?

À savoir arrêter la machine médicale lorsqu'elle avance sans pilote.

Pas de tribunal de la perfection

Cette histoire est le procès de la perfection médicale. Nous serons toujours inaptes à prévenir toutes nos erreurs, mais il nous reste une grande marge pour progresser dans l'art de l'abstention. Quelle que soit l'évolution de la justice, il n'existera jamais de tribunal capable de juger la « perfection médicale », celle des soignants qui renoncent définitivement au doute et refusent le risque. Il ne faut pas leur jeter la pierre puisque la litigiosité chronique et le principe de précaution les guident vers cette perfection ruineuse et dévastatrice.

Aujourd'hui, parmi mes activités à la faculté, la plus excitante est de participer à l'enseignement de la pédagogie médicale pour de futurs agrégés de toutes spécialités. Une fois admise l'idée qu'un généraliste puisse former des spécialistes, il me reste à tenter l'approche de l'épistémologie médicale vue du bas de l'échelle. Challenge inouï devant ces experts de leur discipline. Globalement, j'arrive à en ébranler une bonne moitié, mais l'ampleur de la tâche pour aider l'autre moitié à accéder à l'autonomie intellectuelle me paraît être une tâche insurmontable… Sisyphe est un freluquet.

À quoi sert un médecin ?

À être un Sisyphe heureux et infatigable.

L'assurance de Virginie

Après ces cours magistraux, Sisyphe retourne à son cabinet où l'attendent souvent de piteuses tâches administratives…

Virginie est heureuse comme une jeune femme qui va se marier après deux ans de vie commune avec son copain. Ils ont décidé d'acheter un appartement. Pour le crédit, l'assureur exige un certificat médical de bonne santé.

Normal !

Les assurances n'assurent contre la maladie que les personnes en bonne santé et elles ont réussi à nous faire trouver cela normal. Quand je me compare à elles, je suis désespéré de ma faible force de conviction.

Lorsque son assureur lui a demandé de citer les maladies qu'elle avait eues, Virginie a parlé de sa myélite aiguë de 2001. Il y a juste sept ans. Elle sait qu'il ne faut jamais rien cacher aux assurances qui retournent ces dissimulations à leur avantage pour refuser des indemnisations.

Les assurances ont une méthode infaillible. Pile : je gagne, face : tu perds. C'est incroyable, j'ai essayé, ça marche !

Virginie va très bien.

Qu'est-ce qu'une myélite ? Voilà une bonne question. Les assureurs ne savent pas y répondre. Les radiologues ne savent pas toujours faire la différence entre les images d'une myélite et celles d'une sclérose en plaques (SEP). Moi-même, je ne suis pas très performant sur le sujet. Quant aux spécialistes, ils se demandent quelle est la différence exacte entre une myélite et une SEP à poussée unique. Bref, cette maladie reste mal comprise comme toutes les maladies auto-immunes. Elle appartient assurément à l'avenir de la médecine.

Inversement, Virginie, son copain et moi, avec notre pauvre certificat initial de bonne santé, nous vivons dans le présent. J'aurais dû me douter que ça ne marcherait pas, depuis la transition épidémiologique, je ne sais plus ce qu'est la bonne santé. Alors avoir l'audace d'en rédiger un certificat ! Dans mon jeu à moi, on perd toujours. Pile : bonne santé, tu perds, parce que c'est provisoire. Face : mauvaise santé, ils gagnent parce que c'est vrai. Je n'ai jamais eu de chance au jeu.

L'assureur a exigé une nouvelle IRM avant d'établir le contrat et il a demandé de préciser qu'il ne s'agissait pas d'une sclérose en plaques. Les assureurs vivent déjà dans une médecine de l'avenir. Le radiologue a dit que les images d'aujourd'hui étaient presque normales, mais que les images de 2001 ne pouvaient ni affirmer ni exclure une SEP. Les radiologues ne disent que des vérités, ils ne sont pas des aventuriers, sinon ils auraient choisi le métier de mercenaire.

Logique.

Lorsque Virginie vient me revoir, elle pleure beaucoup car l'assureur, après le commentaire du radiologue, ne veut pas l'assurer. Le professeur que j'ai supplié d'aider Virginie a été plus optimiste que le radiologue, mais il n'a pas éliminé définitivement le diagnostic de SEP. C'est normal, la médecine n'élimine jamais un diagnostic de façon définitive. Ce professeur, lui non plus, n'aurait pas fait un bon mercenaire.

Virginie n'aura pas son assurance, elle n'aura pas son crédit et ils n'auront pas leur appartement. Se marieront-ils ? Je n'en sais rien. Après avoir épongé les larmes de Virginie pendant une demi-heure, je lui propose de faire un certificat encore plus enthousiaste que le premier. Elle est convaincue que cela ne servira à rien. Moi aussi.

À quoi sert un médecin dans le monde financier ?

À rien.

À quoi sert une médecine qui n'a pas elle-même établi les règles du jeu de pile ou face ?

Assurément à rien.

Intermezzo

La faculté de médecine ne choisit pas les étudiants qu'elle reçoit. Le principe d'égalité est heureusement appliqué dans nos universités. Le dossier scolaire suffit. Le tri se fera par la très dure sélection de la première année. Les sciences humaines et sociales, par leur coefficient élevé, jouent un rôle important dans cette sélection. Hélas, elles ne sont plus enseignées par la suite, alors qu'il faudrait y revenir à la fin du cursus pour rappeler aux futurs médecins qu'ils seront toujours confrontés à des problèmes, avant tout humains et sociaux, quel qu'en soit leur substrat viscéral ou synaptique*.

Vocation

La vocation se découvre au fil des longues années universitaires. La personnalité d'un chef de service, l'accompagnement amical d'un interne ou la découverte d'une recherche fascinante orienteront l'étudiant vers telle ou telle spécialité. Avant cela, il éprouve quelque difficulté à cerner sa propre vocation.

S'il fallait établir des critères vocationnels, l'un des plus importants devrait être le toucher. Par boutade, je dis parfois aux étudiants que s'ils répugnent à l'abondance d'un métro ou d'un ascenseur, s'ils ne sont pas adeptes des accolades ou des poignées de main, s'ils n'aiment pas le contact direct, ils feraient mieux de ne pas choisir une discipline clinique, voire de changer de faculté.

Malgré la profusion des images du corps et l'abondance de ses chiffres, la médecine reste une discipline du toucher. Toute consultation où le patient n'a pas été touché, ne serait-ce qu'en posant la main sur son bras, est un acte médical raté, quel qu'en soit le contenu. Le médecin est non seulement l'unique personne qui a tous les droits de palpation, mais les patients attendent implicitement ce contact et vivent son absence comme une frustration d'autant plus forte qu'ils n'en ont pas une réelle conscience. Le malaise parfois ressenti par les patients après une consultation provient souvent de sa vacuité tactile.

En cancérologie, les résultats de l'imagerie et des examens biologiques ont une importance majeure qui peut rendre l'examen clinique inutile. Combien de patients ai-je vu revenir de chez le cancérologue, déçus par la consultation malgré les propos rassurants et amicaux du praticien ? En interrogeant ces patients, ils finissent toujours par révéler la trame de leur déception : « Il ne m'a même pas regardé. » « Il ne m'a même pas touché. » « Il m'a à peine serré la main. » Affirmer à ces patients que le cancérologue est compétent, que sa surveillance est méthodique et rigoureuse ne suffit jamais à lever le doute sur l'intérêt que leur cas a suscité. Comment un médecin peut-il vraiment me connaître sans me toucher ? Ces cancérologues, heureusement minoritaires, devraient changer de métier ou choisir une discipline non clinique comme l'anatomopathologie ou la biologie moléculaire.

Premier contact

Comme tous les étudiants, j'ai été horriblement gêné par ces visites hospitalières où les externes en ronde informe autour d'un patient alité écoutaient le chef de clinique commenter son cas en arborant les feuilles d'observation. Le patient, qu'il exprimât la frayeur d'un condamné ou la fierté d'un cabotin, semblait souvent étranger à la scène. Les vieux pensionnaires participaient parfois un peu aux dialogues et à la mise en scène, les autres attendaient impatiemment la fin du supplice pour demander, en catimini, au dernier externe quittant la chambre, ce que le patron avait dit.

Pour m'aider à vaincre cette gêne, j'avais mis au point un stratagème dont je réalise aujourd'hui qu'il a pu être l'un des moteurs de mes progrès cliniques. Je m'arrangeais pour pénétrer parmi les premiers dans la chambre du patient et je m'asseyais sans vergogne au bord de son lit, malgré mon cœur battant la chamade. Puis, après avoir vérifié, par un échange de regards cordiaux et interrogateurs, qu'il ou elle m'en donnait l'autorisation, je posais ma main sur son bras, son épaule, sa cuisse ou sa main, en adaptant la zone à l'âge et au sexe du patient, afin d'éviter toute gêne.

Cette posture héroïque et banale signait une complicité avec le patient et me donnait d'emblée une autorité sur le groupe y compris sur le chef de service, lequel ne pouvait évidemment pas me reprocher cette proximité avec le patient sans risquer de discréditer son enseignement théorique qui vantait, précisément, cette empathie clinique. Peut-être lui servais-je de moyen pour combler partiellement le gouffre entre la théorie et la pratique hospitalière dont il devait souffrir ? Lui aussi.

Même si le stress diminuait légèrement mon attention à l'exposé du patron, je comblais facilement ce handicap car les patients, rassurés par ce toucher inaugural de nos relations, me confiaient plus volontiers certains détails de leur histoire pathologique dont je pouvais faire état lors des réunions de débriefing sur les dossiers cliniques.

J'avais choisi mon camp. Il serait définitivement celui du toucher.

J'ai parfois révélé cette astuce à quelques étudiants que je sentais portés vers la médecine générale, je me suis néanmoins abstenu d'en faire état en cours pour éviter la cocasserie d'une scène où trente mains d'internes et d'externes seraient posées sur le corps d'un patient alité. Outrance de démagogie aggravant le déficit d'humanité de l'hôpital au lieu de le combler. Je ne veux pas penser que ces premiers touchers, dont je garde fièrement le souvenir, n'étaient qu'une manœuvre politique.

S'ils l'étaient un peu, ils ont évolué depuis. Oui, je revendique mon toucher d'aujourd'hui. Il n'appartient qu'à mes patients et à moi. Il est devenu ce qu'il devait être : médical, cordial, ascétique, rigoriste, apolitique et laïc.

Il est clinique.

Intromissions

Dans les histoires de carabins, la palme d'or revient aux deux touchers qui ont traumatisé tous les débutants. Le toucher vaginal (TV) et le toucher rectal (TR). Une fois franchis ces deux seuils mythiques de l'être humain, les carabins fanfaronnent pour éloigner à jamais le spectre de leurs tracs et de leurs inhibitions. Les premiers patients qui se prêtent à ces apprentissages sont souvent des habitués de la machine à soigner. Ces vieux fantassins des hôpitaux livrent volontiers leurs orifices à des doigts inexperts, « il faut bien que les jeunes apprennent » m'avait dit cette patiente à la veille de son neuvième accouchement. Après les milliers de coups de boutoir de son mari porté sur l'alcool et les huit têtes d'enfants qui avaient franchi ce vagin, mes doigts de freluquet ne risquaient aucune équivoque avec la moindre défloraison.

Curieusement, une majorité de médecins parvient assez bien et assez vite à maîtriser le toucher vaginal et à le dépouiller de toutes les humeurs et émotions parasites. Comme si les médecins de sexe féminin ou masculin percevaient l'essentialité biologique de cet organe qui a été, par deux fois, le théâtre de nos origines. Comme si promener deux doigts interrogateurs en ce lieu était un fondamental de l'exploration de la vie.

On le devine, la symbolique du rectum est à l'opposé. Réservoir de nos déjections, il n'évoque plus les promesses d'un nouveau cycle de vie, bien au contraire il caractérise la fin d'un processus biologique avec tous ses corollaires sensitifs de putréfaction, donc de mort.

Rien d'implicite ne prédispose les doigts à s'y sentir à l'aise…

Il n'est pas étonnant que le toucher rectal soit honni des étudiants. Cette répulsion persiste d'autant plus longtemps qu'ils ont souvent dû subir ce bizutage, contraints par un mandarin ou un interne vaguement sadique. Intrusion digitale, au plus grand mépris du patient, en évitant son inutile regard d'objet médical.

Féminisation

Le toucher rectal est devenu moins utile pour certains diagnostics de douleurs abdominales complexes désormais facilités par les progrès de l'imagerie. En revanche, il garde toute sa valeur diagnostique dans les deux pathologies de la prostate que sont l'adénome et le cancer. L'histoire de ce geste illustre assez bien l'évolution de la sociologie médicale. La féminisation de la profession, amorcée dans les années soixante, a rapidement progressé, puisqu'aujourd'hui les femmes représentent presque la moitié du corps médical actif et plus des deux tiers des étudiants de première année. Un certain machisme ambiant a pointé cette féminisation comme un facteur de la nouvelle pénurie médicale au prétexte que les femmes ont un horaire plus léger, font moins de garde et ne s'installent pas dans des zones rurales inadaptées à leur famille. Ce qui était partiellement vrai, il y a quelques années, est faux aujourd'hui, puisque les femmes couvrent tous les lieux et champs de la profession, y compris dans des disciplines chirurgicales classiquement réservées aux hommes. Les horaires des deux sexes tendent à se rapprocher et leur diminution s'inscrit dans le modèle social actuel. Les femmes dominent largement la gynécologie et la pédiatrie et restent minoritaires en médecine générale, cependant tous les écarts continuent à se combler.

Cette féminisation a mis en relief un élément clé de la relation médecin-patient. Dans une société machiste, les hommes n'ont pas éprouvé de difficulté à imposer leur présence en gynécologie et n'ont pas poussé la réflexion sur les problèmes d'intimité et de pudeur des patientes se montrant à eux avec les jambes écartées par les étriers de la table d'examen. Les femmes médecins, au contraire, évoluant dans une société à domination masculine persistante, ont eu à affronter leurs propres complexes ancestraux savamment entretenus et une plus grande difficulté des patients mâles à désexualiser la relation médicale. Dans cet environnement socioculturel, le toucher rectal reste une pierre d'achoppement pour certaines de nos jeunes consœurs qui l'ont parfois banni de leur pratique.

Marché du diagnostic

Il est difficile d'affirmer que le succès du PSA dans le diagnostic du cancer de la prostate est dû à la féminisation de la médecine, mais elle y a certainement contribué. Les marqueurs tumoraux sont des tests biologiques utiles dans certains cancers déjà diagnostiqués ou opérés pour en surveiller l'évolution et les éventuelles extensions. Ils n'ont aucune utilité pour le diagnostic initial du cancer. Le PSA est l'unique marqueur qui s'est vu rapidement et régulièrement prescrire pour le diagnostic précoce d'un cancer. Richard Ablin, son inventeur, a beau répéter que l'utilisation actuelle de ce test est une hérésie, qu'il n'a aucune valeur diagnostique et qu'il n'a pas été conçu pour cela, rien n'y fait ! Les urologues continuent à en faire une promotion éhontée, la majorité des praticiens le prescrivent par habitude et non par conviction et la plupart des patients, encouragés par les médias et convaincus de son utilité, le demandent à leur médecin. Ce dernier se résigne à la prescription, car les explications d'un refus sont inaccessibles au profane et le praticien ressent un malaise devant le vide cognitif qui entoure ces consensus infondés.

Cet emballement incontrôlé de la machine médicale possède deux moteurs essentiels que sont la démagogie et la mercatique sanitaires. Parmi les thèmes de la santé, devenus indispensables à l'électoralisme, le dépistage des cancers en est un des phares les plus lumineux. Les ministres doivent afficher leur activisme, indépendamment des résultats réels ou escomptés. Cette démagogie est une aubaine pour l'industrie qui a su en tirer avantage. La surmédicamentation des peuples nantis commençant à devenir trop visible, la plus grosse réserve de croissance du marché sanitaire est la création de nouveaux diagnostics. L'expertise des cliniciens étant, d'une certaine façon, un obstacle à l'extension diagnostique illimitée, on vit s'épanouir une industrie du diagnostic, proposant des tests simples avec une large promotion auprès du grand public. L'émotion bien compréhensive qui entoure le cancer a permis d'atteindre l'objectif au-delà de toutes les espérances des marchands. Cela commence d'ailleurs à poser un sérieux problème budgétaire aux politiques qui ont joué aux apprentis sorciers. Le PSA est l'exemple le plus typique de cette nouvelle normativité d'origine mercatique. La féminisation du corps médical et son désengagement pour le toucher rectal en sont des facteurs très marginaux, cependant il ne fait aucun doute que l'industrie dont la veille sociologique est très performante a su exploiter habilement cette évolution professionnelle.

Qui aurait pu croire qu'une dissertation sur le toucher nous aurait emmenés aussi loin ?

À quoi sert le médecin ?

À ne pas laisser périr le toucher.

Chapitre 12

La tentation causale

L'accident vasculaire cérébral (AVC) de monsieur V. lui avait laissé, pour séquelles, une aphasie partielle et une dysarthrie qui le rendaient très difficile à comprendre :

« –Bon-bon-jjjj docteur.

– Bonjour monsieur V., comment allez-vous ?

– Ça ça ça bbb bion bien ça va ça va ça va ça va.

– Montrez-moi vos dernières analyses et votre traitement.

– Le ttt, le ttttt, le tttt, le tttt, le tttt. »

Puis tout à coup, il s'énervait et ne pouvait plus rien dire, changeait de sujet et sortait une grande phrase tout d'un bloc, sans trop de ratés :

« – Il faut renouvvvv les médicaments, les médic… aments, ça va ça va ça va ça va bien. »

Sa femme

Elle assistait aux scènes en considérant son mari avec mépris, elle gesticulait des apartés pour me signifier son agacement. Souvent, elle marmonnait afin de m'expliquer que son mari, même avant sa maladie, avait toujours été pénible. Vrai ou faux, monsieur V. n'était plus en mesure de s'en défendre et il répondait aux gestes et chuchotements perçus en haussant violemment les épaules pour propulser un bloc de haine. J'ignorais tout de leurs relations antérieures, mais la maladie ne les avait certainement pas améliorées.

Lorsque le bloc de haine, ayant raté son but, retombait sur ses épaules, monsieur V. faisait un geste las pour essayer de chasser le silence qui lui était imposé. Parfois il rougissait d'irritation devant son handicap verbal, sa femme, alors, se mettait à le sermonner, ce qui avait pour effet immédiat de redoubler les rougeurs et le bégaiement de son mari. Très souvent, elle répondait à sa place ou bien le faisait taire brutalement en lui coupant la parole. Monsieur V. devenait alors écarlate et aucun son ne pouvait sortir de sa bouche. Des phonèmes de rébellion s'accumulaient derrière sa glotte au point de l'étouffer. Certaines de ces scènes m'ont inquiété au point de redouter un nouvel accident vasculaire ; pire, il m'est arrivé de penser que l'ambiance familiale, de nature explosive, avait été en partie la cause de l'AVC. Je me suis efforcé, par la suite, de sortir cette supposition peu scientifique de ma tête.

Je devinais que leurs rapports avaient toujours été houleux, la maladie et le handicap n'en ayant altéré que la forme sans en modifier le fond. Cette longue monogamie bâtie sur la haine et les griefs m'attristait.

Ses enfants

Le couple avait trois enfants, deux fils et une fille, tous mariés. L'un ou l'autre d'entre eux se trouvait parfois là, lors de mes visites. J'étais surpris et peiné de voir que le comportement des enfants envers leur père différait peu de celui de la mère. Bien que le personnage de monsieur V. me soit plutôt sympathique, cette attitude identique de tous ses proches tendait à me faire croire qu'il avait dû être coléreux ou tyrannique. Le handicap du père libérait la vengeance familiale. La dureté des regards échangés me confortait dans cette pensée. La famille V. n'était pas un long fleuve tranquille.

J'étais encore loin d'imaginer le niveau de haine qui y régnait.

Un jour, je rends visite à monsieur V., sa femme est absente, il m'informe qu'elle l'a quitté sans laisser d'adresse. Il n'en paraît pas chagrin. Sa tristesse était aussi pétrifiée que son couple.

Un mois plus tard, il m'apprend que sa femme n'est toujours pas revenue. Il n'a reçu aucun appel téléphonique de ses enfants.

Véritable complot familial.

Quelques mois plus tard, son fils aîné vient lui apprendre que sa mère ne reviendra plus jamais. De longs mois se passent avant que monsieur V. ne réalise qu'il a véritablement été abandonné de tous les siens. Il arrive à gérer tant bien que mal sa vie de solitaire dans sa villa isolée, mais il ne décolère pas quand il évoque le souvenir de cette famille ingrate.

Sordide.

Sa maison

Je prends progressivement conscience d'être devenu son unique lien avec le monde extérieur. La preuve m'en est fournie quelques jours plus tard par les propos suivants que je traduis ici en langage clair pour éviter les fastidieux « jjjjjj » (dont la fréquence avait d'ailleurs diminué) :

« – Docteur, je vous lègue ma maison et tout ce que j'ai.

– Voyons, monsieur V., ne dites pas de bêtises.

– Je suis sérieux, je ne veux absolument rien laisser à ma femme ni à mes enfants.

– Je comprends votre souffrance, pourtant soyez certain que l'un d'entre eux va revenir. Les enfants abandonnent rarement leurs parents.

– Tant pis, ce sera trop tard, je ne veux rien leur laisser, d'ailleurs, j'ai déjà prévenu mon notaire. »

J'explique tranquillement à monsieur V. que j'ai déjà une maison et qu'un médecin n'a pas le droit de recevoir l'héritage de ses patients.

« – Tant pis, me dit-il, je la donnerai à votre femme ou à vos enfants. »

Il est réellement déterminé à faire de moi son unique héritier, il cherche par tous les moyens à faire vaciller ma détermination.

« – Docteur, vous m'avez bien soigné, faites-moi plaisir une dernière fois en acceptant. »

Je lui déroule un à un tous les arguments qui me viennent sur cette proposition désespérée, irréfléchie et irrecevable.

« – Docteur, si vous refusez, ça ne changera rien, j'irai trouver quelqu'un d'autre pour lui donner ma maison. »

Je crois lui avoir fait, ce jour-là une peine immense, en lui disant qu'il devait effectivement aller trouver quelqu'un d'autre. Probité sans mérite, les médecins légataires n'existent que dans de sordides faits divers.

Son médecin

Si j'ai retenu cette histoire, ce n'est pas en raison du caractère anormal de la haine qui régnait dans cette famille, c'est à cause des pitoyables hypothèses que cela m'avait fait émettre.

Devant la détérioration de ce couple et de cette famille, j'étais allé jusqu'à supposer une relation entre l'AVC de monsieur V. et l'ambiance familiale. Nous avons tous tendance, quel que soit notre rigorisme, à confondre facilement corrélation et causalité. Il nous suffit de constater le rapprochement de deux faits extrêmes, comme la haine et la maladie, pour que notre cerveau se mette à la broderie : « la haine doit provoquer la souffrance donc la maladie », « la colère et le stress génèrent l'hypertension donc l'accident vasculaire », « la maladie est l'ultime tentative pour récupérer l'amour des siens ». Brodons maintenant sur le contraire et constatons que la maille passe aussi bien à l'envers qu'à l'endroit : « la haine est un exutoire qui protège contre la maladie », « la colère soulage et limite l'hypertension », « la maladie est une façon de se venger des siens ». Tout est possiblement vrai, tout est possiblement faux, avec des poids statistiques impossibles à déterminer.

Malgré ma science quasi obsessionnelle, j'étais moi-même tombé dans le piège. Quel peut être le lien entre un excès de haine et un AVC sous le même toit ? La simple corrélation ne nous suffit pas, on lui préfère souvent la causalité.

Besoin d'expliquer. Refus du hasard. Les sciences humaines deviennent occultes quand on veut savoir pourquoi l'orage de grêle a éclaté juste après l'arrivée d'un étranger dans le village.

Monsieur V. a fait un AVC parce que sa physiologie l'y prédisposait. Pour l'instant, c'est notre unique certitude, même si nous pouvons admettre l'existence de causes environnementales. Supposons simplement que la mauvaise ambiance familiale était un léger handicap pour une bonne récupération après l'accident, aucune étude ne pourrait le confirmer. Il est déjà difficile de mesurer correctement un temps de récupération de la parole et des mouvements ; qui pourra trouver l'instrument de mesure du niveau de communication familiale ou du niveau de haine ? Si enfin de tels instruments existaient, il faudrait pouvoir standardiser les procédures de leur utilisation.

Pour l'orage de grêle, faut-il compter le temps écoulé depuis que l'étranger a franchi la frontière de la commune, la limite du bourg ou la porte de l'auberge ?

L'association entre un AVC et une cause psychique est contre-intuitive. Pourquoi y avoir pensé ? Certains rapprochements sont plus conformes à l'intuition comme une migraine après une contrariété. D'autres sont intellectuellement séduisants, comme dans les théories psychanalytiques. Dans ces derniers cas, les erreurs persistent longtemps, faute de pouvoir prouver l'absence de lien. Tout devient alors question de foi, inépuisable terreau pour l'obscurantisme dont se régalent les manipulateurs : « personne ne peut prouver l'absence de lien, donc le lien existe ».

Devant le constat de ces impossibles preuves, la médecine moderne évite résolument les tentations de causalité à partir de corrélations floues et subjectives. Cet évitement doit devenir obstiné dès l'instant où j'endosse mes habits de docteur.

Là se situe à la fois la grandeur et l'insuffisance de la médecine basée sur les preuves. Grandeur par l'obligation des preuves qui permet de réels progrès. Insuffisance, car devant la certitude de ne jamais pouvoir faire la preuve d'un lien, la médecine abandonne volontiers ces recherches aux charlatans. Ce choix médical, quoique irréprochable, favorise la radicalisation de deux pratiques opposées : rigidités académistes et scientisme d'un côté, dérives obscurantistes et fidéisme de l'autre.

La suite de deux événements donne très rarement une information sur leur relation, y compris dans des cas apparemment évidents. La chute à ski peut ne pas être la cause unique d'une fracture du tibia. Il peut y avoir une tumeur osseuse préexistante ou une fatigue anormale suite à une nuit d'insomnie.

Manger du poisson favorise les accidents de la route : cet homme a mangé du poisson à midi et il a été renversé par un autobus à quatorze heures. Les corrélations perverses sont largement employées par les militants de tous genres. Au XIXe siècle, une étude publiée aux États-Unis accusait les pasteurs baptistes d'être responsables de l'ivresse publique, parce que le nombre d'arrestations pour état d'ébriété augmentait comme le nombre des pasteurs. L'étude était dépourvue d'humour ! Les pasteurs baptistes n'ont jamais pu prouver le contraire !

La pseudo-causalité est l'arme des magiciens et de certains avocats très habiles dans la mystification.

« Mon client est innocent, puisque l'on a trouvé des empreintes d'autres personnes. »

Médecins ou patients, nous sommes tous victimes de ces tentations causales. Elle a eu son cancer du sein après son divorce. Le petit a fait sa leucémie après la séparation de ses parents. Il a fait son ulcère après son licenciement. Il est névrosé, mais sa mère est bizarre. Il est obsessionnel, mais son père est particulier. Elle est constipée parce qu'elle est trop avare. Le psoriasis a commencé six mois après ma faillite. J'ai commencé à avoir mal au dos lorsque ma petite amie m'a quitté. Etc.

Aucune étude ne trouvera jamais le ratio causal de ces corrélations. Bien sûr qu'il existe des ulcères, des diabètes et des zonas provoqués par le stress. Bien sûr que la personnalité des parents influe sur les enfants. Bien sûr qu'un divorce ou un licenciement entraînent des troubles divers et durables qui peuvent finir par influencer l'état général et transformer nos points faibles en pathologies.

Et alors ?

Que faire de ces causes, une fois supposées, sinon s'empresser de les oublier pour proposer un soin optimal aux maladies ou à leurs symptômes ? Lorsque le cancer du poumon est là, ce n'est plus le moment de disserter sur les dangers du tabac. Lorsque l'enfant qui ne sait pas nager est tombé dans la piscine, il ne faut pas chercher les « motivations psychanalytiques » de cet acte manqué avant d'avoir sauté pour le repêcher. Lorsque le délire schizophrénique est là, il ne faut pas philosopher sur ses causes, mais trouver le meilleur neuroleptique pour une socialisation optimale.

Faiblesse de conviction

Enfin, à quoi serviraient des causalités fragiles, car même lorsque la causalité est évidente, les médecins semblent inaptes à convaincre. Le cas du tabac est une digression intéressante. Depuis 1950, les médecins connaissent bien les drames du tabac. Depuis 1980, ils connaissent les méfaits du tabagisme passif. Il leur a fallu un demi-siècle pour que ces convictions commencent, à grand-peine, à parvenir à un niveau sociétal et politique. Malgré cela, les réalisateurs de cinéma continuent à faire fumer leurs héros *ad nauseam*.

Il se susurre parfois que la faiblesse de conviction des médecins est un acte manqué qui protège leur potentiel de clientèle inépuisable. Méchant mais logique : l'arrêt du tabac supprimerait plus de la moitié du travail des cancérologues, pneumologues, cardiologues et bien d'autres…

La fille de monsieur V. est revenue un an plus tard, pour voir son père. Un autre fils a suivi un peu après. Sa femme n'est jamais revenue. Ces retours d'enfants donnent *a posteriori* raison à la médecine factuelle. Il est en effet possible de se passer d'un conjoint avec lequel les liens sont culturels et contractuels ; en revanche, il semble bien plus difficile de rayer un géniteur. Voilà une biologie factuelle, bien assise sur des évidences.

Monsieur V. n'a plus cherché de nouveaux héritiers.

À quoi sert le clinicien ?

À individualiser la médecine sans sombrer dans l'obscurantisme des causalités.

Chapitre 13

Demain
la post-clinique

Comme d'autres disciplines, la médecine vit une période de profonde mutation. L'utilisation d'un véhicule d'une tonne pour déplacer une personne à l'intérieur d'une ville est une inadaptation technologique comparable à celle de l'utilisation d'une IRM pour diagnostiquer une tendinite. Il nous manque encore la volonté de mesurer l'impact de ces gabegies énergétiques et cognitives.

Restons optimistes et parions sur un éveil à la conscience clinique. Il y a cinquante ans, au lendemain de la révolution industrielle responsable des souillures majeures de la planète, la conscience écologique était tout simplement inexistante. Aujourd'hui, cette donnée est omniprésente et commence doucement à porter ses fruits.

L'assimilation des techniques prend du temps, leur unité temporelle est infiniment plus courte que celle de l'évolution biologique.

La post-clinique sera la science de l'individu ayant digéré le plus gros de ces technologies qui donnent encore le vertige ou la nausée à leurs experts et usagers.

Cette post-clinique n'est pas qu'un rêve, certains de ses outils s'affûtent déjà…

La génétique, encore balbutiante, commence à individualiser des sujets à risque majeur de certains cancers. Ainsi, le dépistage ne serait plus généralisé, mais ciblé, évitant les nombreux surdiagnostics générateurs de destruction de qualité de vie.

Certains biomarqueurs ou récepteurs ont été identifiés pour affiner le pronostic et adapter le traitement dans les cancers du sein, par exemple. Ainsi les traitements ne seront plus administrés à l'aveugle à tous les patients sur des données statistiques fragiles, ils seront orientés par des caractéristiques individuelles.

La profusion des images et des analyses a un effet rétroactif inattendu en améliorant parfois la description clinique initiale de certaines maladies, alors mieux enseignées.

La judiciarisation et la litigiosité ont des effets bénéfiques en diminuant le paternalisme et le mandarinat. Elles ont aussi permis de développer le concept de « décision partagée » qui redonne du poids à l'individu.

La description des maladies psychiatriques est en plein essor, et malgré les critiques faites au DSM, ce manuel est un remarquable travail clinique. Sa lecture attentive montre la nécessité d'individualiser la démarche diagnostique en considérant le contexte et l'histoire singulière. Certes, une lecture dévoyée par les marchands peut conduire à psychiatriser la population tout entière. Il nous reste à choisir, entre marchands ou cliniciens, lesquels devront faire les diagnostics.

Enfin, l'approche évolutive[18] jusqu'à lors totalement étrangère à la médecine fait une apparition timide. Aucune branche de la biologie ne peut aujourd'hui progresser en dehors de la pensée darwinienne, il est stupéfiant que l'enseignement et la pratique de la médecine en demeurent si distants. Parmi les multiples raisons de cette lacune, la plus évidente est la pensée mécaniste qui domine notre médecine, l'organisme y est grossièrement considéré comme un robot dont il faut changer les pièces défectueuses et dont il faut détruire les ennemis un à un. Inversement, la médecine évolutive compare chaque organisme à un écosystème à complexité variable, comme une forêt. Dans un tel système, tous les organes, organites, cellules, hôtes ou parasites collaborent et se réadaptent en permanence pour optimiser leur survie et celle de l'ensemble qui les contient.

Cette approche évolutive peut révolutionner l'approche clinique. Elle a déjà permis de sortir la ménopause et l'adolescence du cadre des maladies. Choix judicieux au regard des dégâts qu'a déjà causé le traitement systématique de ces désordres temporels nécessaires à la construction ou à la consolidation de l'individu[19]. C'est encore cette approche qui montre le rôle de la flore intestinale dans l'obésité ou les responsabilités de l'hygiène et des antibiotiques dans les maladies allergiques[20]. Redonnant du poids clinique aux biographies.

De la même façon que nous avons compris la dérision d'une médecine mécaniste en Afrique où n'existent pas les infrastructures nécessaires à l'hygiène minimale, cette approche évolutive montre la nécessité d'agir sur la protection de l'ensemble de l'écosystème. La notion de développement durable en agissant sur les modes alimentaires et les cadres de vie contribue, d'une certaine façon, à rapprocher l'écologie et la médecine dans un semblable respect des écosystèmes.

Actuellement, la CIM* et le DSM sont les outils officiels de la nosologie*, ils comportent des dizaines de milliers de diagnostics et sous-diagnostics. L'approche évolutive va à contre-courant de cette multiplication des objets-maladie, sa tendance est de considérer les grands ensembles pathologiques : désordres immunitaires, perturbations du microbiote, inflammations chroniques, pathologies de la station debout, dépressions saisonnières, etc. Plutôt que de multiplier les diagnostics, la tendance serait alors de comprendre les déséquilibres aigus ou chroniques d'un patient par rapport à un cadre général, plutôt que de donner un nom de maladie différent à chaque manifestation organique ou psychique des déséquilibres temporels. Redonnant encore plus de poids clinique à l'histoire singulière.

Alors docteur, dans tout cet imbroglio, à quoi servez-vous ?

À faire le dos rond en attendant le triomphe de la post-clinique qui effectuera la jonction entre les biographies, la médecine et la biologie.

Chapitre 14

Mourir enfin

Mme G. vient d'avoir 99 ans. Elle réside dans un établissement d'hébergement pour personnes âgées dépendantes ou EHPAD. Sans avoir le statut d'hôpital gériatrique, ces institutions ont une fonction de soins avec un médecin coordonnateur et des infirmiers. Ces maisons, de plus en plus nombreuses, appartiennent à de grands groupes d'hospitalisation privée.

Chacun, ici, espère pouvoir fêter les cent ans de cette ancienne pensionnaire. Moment d'amitié et symbole de réussite pour l'espèce humaine, la médecine et les actionnaires de la gériatrie. Hélas, quelques mois avant ce jubilé, le catarrhe bronchique de Mme G. redouble en provoquant une insuffisance respiratoire et bientôt cardiaque… Je suis appelé en urgence… Quelques injections et un peu d'oxygène diminuent l'état de détresse… Le fils est appelé au chevet de sa mère. Les enfants de centenaires ne sont jamais jeunes et l'idée de la mort leur est déjà très familière. Je dois donner un avis… On vient de gagner deux ou trois jours et je suggère d'en rester à ces soins de base en attendant la fin. Le fils est plutôt de mon avis. Bien qu'il soit toujours trop tôt pour devenir orphelin, certains deuils semblent être prêts avant l'heure.

Le week-end suivant, l'état s'aggrave, le fils n'est pas joignable, moi non plus. L'équipe infirmière appelle le 15 (numéro de centralisation et de régulation des urgences médicales). La description de l'état de la patiente et la logique de l'urgence aboutissent à un conseil d'hospitalisation… Ambulance… Gyrophare… Hôpital. Le fils, prévenu un peu plus tard, éprouve quelques difficultés à trouver l'hôpital… Il y arrive enfin… Quelques minutes trop tard.

Depuis longtemps, on ne sait plus mourir à la maison. Voilà que l'on ne peut plus mourir dans un EHPAD. Le modèle actuel dominant la médecine n'a pas réussi à autonomiser ses acteurs face à la mort. Le plus souvent, il n'y a pas « d'obstination déraisonnable » – terme doucereux qui a remplacé l'ancien et cruel « acharnement thérapeutique » – il n'y a simplement personne pour oser dire : « c'est fini ».

Si, individuellement, quelques acteurs de soin ont compris la notion de « soins palliatifs », le système médical dans son ensemble ne sait pas évoluer vers l'aveu de sa propre limite. Les milliards engloutis en cancérologie pour des survies de quelques jours en sont le plus illustre exemple. L'anathème que me vaudra la simple écriture de la phrase précédente en sera la plus parfaite preuve. La loi Leonetti, en libérant les soignants de la charge juridique du manque d'obstination, a été une formidable avancée sociale. Elle est pourtant fort mal appliquée sur le terrain, parce que les soignants ayant compris la différence entre activisme et compassion sont minoritaires. Je ne connais pas l'instrument de mesure de la compassion, mais les manœuvres de ceux qui en revendiquent le monopole commencent à devenir grossières pour qui sait analyser les ficelles du marché. C'est librement que chacun doit décider de son activisme ou de son obstination, et non pas sous la pression des gérants autoproclamés de la compassion.

La société des organigrammes, des langues de bois, de l'humanisme marchand et des parapluies juridiques a peut-être raison, à force de la cacher, d'en limiter les lieux et d'en menacer les augures, la mort finira vraiment par disparaître…

En attendant, il faut trouver des volontaires pour l'assumer.

À quoi sert le médecin ?

S'il n'en restait plus qu'un, à être celui-là.

Glossaire

Apgar : test simple pour évaluer la vitalité d'un nouveau-né.

Broussais François Joseph (1772-1838) : médecin français qui a généralisé l'usage thérapeutique de la sangsue et a créé un commerce rentable autour de son importation.

Chloramphénicol : antibiotique aujourd'hui désuet.

Choc anaphylactique : choc allergique.

Cholécystite aiguë : infection de la vésicule biliaire avec calcul.

Chorée de Huntington : horrible maladie neurodégénérative toujours mortelle où les patients gardent conscience jusqu'au terme.

CIM : classification internationale des maladies (OMS).

CRCI : commissions régionales de conciliation et d'indemnisation des accidents médicaux des affections iatrogènes et des infections nosocomiales, créées en 2002.

Créatinine : examen permettant d'évaluer la gravité de l'insuffisance rénale.

Cystoscopie : examen direct de la vessie par des fibres optiques.

DSM-IV : manuel de référence pour le classement des troubles mentaux.

Ethmoïde : os médian du crâne accolé aux fosses nasales.

Hématurie : apparition de sang dans les urines.

Histrionisme : attitude de patients cherchant à attirer l'attention sur eux, à plaire ou à séduire de façon envahissante.

Iatrogène : pathologie provoquée par la médecine et les médecins.

Ictère néonatal : la fameuse jaunisse du nouveau-né, phénomène normal s'il ne dure que trois ou quatre jours.

Kwashiorkor : malnutrition par carence protéique.

Laparotomie : ouverture de l'abdomen par incision médiane.

Leucocyturie : présence de globules blancs dans les urines. La bactériurie est la présence de microbes dans les urines qui, normalement, s'accompagne d'une leucocyturie. Mais, s'il n'y en a pas, on peut logiquement supposer qu'il ne s'agit pas d'une réelle infection mais d'une souillure à partir des selles ou autre, surtout si l'enfant n'a pas de fièvre.

Mesmer Franz Anton (1734-1815) est l'un des plus célèbres charlatans de la médecine. Le magnétisme avait séduit de nombreux bourgeois européens qui ont contribué à sa réputation.

Neuro-paludisme : forme mortelle du paludisme.

Nosographie : ensemble des critères d'un classement.

Nosologie : science de la classification des maladies.

Patientèle : terme professionnel souvent utilisé pour désigner un ensemble réel ou potentiel de patients.

Phlébite surale : infection du mollet où le risque d'embolie pulmonaire est le plus élevé.

Ph-métrie : mesure de l'acidité à l'intérieur de l'œsophage où il ne doit pas y en avoir habituellement.

PSA : marqueur biologique utilisé dans le cancer de la prostate *(Prostatic Specific Antigen).*

Psychose maniaco-dépressive : désormais nommée « maladie bipolaire ». Il y a une participation héréditaire.

Pyélonéphrite : infection du rein.

Spondylarthrite : rhumatisme inflammatoire chronique dont les symptômes sont parfois difficiles à interpréter.

Synaptique : les synapses sont les connexions entre les nerfs dont le dérèglement est invoqué dans de nombreux processus pathologiques.

Thymus : glande située entre les deux poumons (médiastin) un peu en dessous de la thyroïde.

Uchronie : comme l'utopie dans l'espace, ce néologisme définit une évocation imaginaire dans le temps, une histoire qui aurait pu avoir lieu à la place d'une autre en modifiant un fait réel (science-fiction du passé).

Notes et bibliographie

1. Sondage BVA. février 2008.

2. Voir bibliographie *in* L. Perino. « Il est urgent de repenser la cancérologie », *Médecine,* vol. 6, n° 4, 2010, p. 170-174 et n° 5, p. 228-232.

3. Michel Foucault, *Naissance de la clinique.* PUF, 1963, préface, p. XV.

4. Ordosur a aussi été utilisé par la Sécurité sociale pour une première évaluation du contrôle des ordonnances. Puis il a été très vite dépassé par la profusion de l'offre logicielle : banque Claude Bernard, CD des interactions médicamenteuses du Vidal, etc.

5. *Vioxx* : antinflammatoire retiré du marché en 2004 pour son rapport bénéfice-risque très défavorable.

6. *Mediator* : antidiabétique à l'origine, il a été détourné pour un usage contre l'obésité. Après avoir causé de nombreux décès pour un bénéfice nul, il a été retiré du marché français fin 2009, longtemps après les autres pays d'Europe.

7. Cos et Cnide étaient les villes de la Grèce antique qui abritaient les deux écoles de médecine. Hippocrate était de Cos.

8. Canguilhem, médecin et philosophe (1904-1995), extrait de son ouvrage majeur *: Le normal et le pathologique,* PUF, rééd. « Quadrige », 2009.

9. Abdel R. Omran, "The Epidemiological Transition", *Mildbank memorial fund quarterly*, vol. 49, n° 1, 1971, p. 509-538.

10. Troponine dans l'infarctus du myocarde ; PSA dans le cancer de la prostate, etc.

11. Le diabète de type 1 ou insulinodépendant est une maladie bien réelle et très grave avec des symptômes et une mort certaine en l'absence de traitement. Parler de diabète pour le type 2 est une erreur terminologique historique, source d'inquiétudes. Pour cela, lire L. Perino, « Diabète de type 2 : une aberration nosographique », *Médecine*, vol. 6, n° 7, 2010, p. 331-333.

12. Les études statistiques sont le plus souvent faites par les marchands de médicaments. Elles incluent des biais d'interprétation beaucoup plus insidieux que celui-ci. Les conclusions sont habilement travaillées pour favoriser cette collusion magique entre chiffres externes et internes. Dans le cas de l'inutilité de traiter le cholestérol pour une prévention primaire, lire : Ray KK *et al.*, « Statins and all cause mortality in high risk primary prevention. A meta-analysis », *Arch. Intern. Med.,* 2010, 170, p. 1024-1031.

13. Le terme de *black box epidemiology* a été utilisé par divers auteurs, notamment D.L. Weed en 1998.

14. *Prescrire,* t. 19, n° 194, p. 290.

15. D'après *Knock ou le triomphe de la médecine* – acte III, scène VI : « Vous me donnez un canton peuplé de quelques milliers d'individus neutres, indéterminés. Mon rôle, c'est de les déterminer, de les amener à l'existence médicale. Je les mets au lit et je regarde ce qui va pouvoir en sortir : un tuberculeux, un névropathe, un artério-scléreux, ce qu'on voudra, mais quelqu'un, Bon Dieu ! Quelqu'un ! Rien ne m'agace comme cet être ni chair ni poisson que vous appelez un homme bien portant. »

16. Horton N. *et al.,* "Statistical methods in the Journal", *N. Engl. J. Med.,* 2005, 353, p. 1977-1979.

17. Voici une liste sévèrement triée de références sur la faible pertinence des essais :
Al-Shahi R. *et al.,* "Bias from requiring explicit consent from all participants in observational research: prospective, population based study", *BMJ*, 2005.
Boissel J.P., *L'information thérapeutique*, Masson, 2000.
Ferreira-Gonzalez I. *et al.,* "Problems with use of composite end points in cardiovascular trials: systematic review of randomised controlled trials", *BMJ*, 2007.
Perlis RH *et al.,* "Assuring that double-blind is blind", *Am. J. Psychiatry*, 2010, 167 (3), p. 250-252.
Fergusson D. *et al,*. "Turning a blind eye: the success of blinding reported in a random sample of randomised, placebo controlled trials", *Br. Med. J.,* 2004, 328, p. 432-434.
Montori VM, *et al.,* "Randomized trials stopped early for benefit. A systematic review". *JAMA,* 2005, 294, p. 2203-2209.

Keen H. *et al.*, "The Prevalence of Underpowered Randomized Clinical Trials in Rheumatology", *J. Rheumatol.*, 2005, 32(11), p. 2083-2088.
Chan An-Wen *et al.*, "Epidemiology and reporting of randomised trials published in PubMed journals", *Lancet*, 2005, 365, p. 1159-62.

18. Traduction officielle de la revue américaine de médecine évolutive sur http://www.lucperino.com/medecine_darwinienne.php

19. Références sur les risques du traitement hormonal de la ménopause :
Million Women Study Collaborators, "Endometrial Cancer and Hormone-Replacement Therapy in the Million Women Study", *Lancet*, 2005; 365: 1543-51.
Morch LS *et al.*, "*Hormone therapy and ovarian cancer*", *JAMA*, 2009; 302: 298-305.
Brinton L. *et al.*, "Hormones and endometrial cancer. New data from the Million Women Study", *Lancet*, 2005; 365: 1517-18.
Heiss G. *et al.*, "Health risks and benefits 3 years after stopping randomized treatment with estrogen and progestin", *JAMA*, 2008; 299: 1036-1045.
Cushman M. *et al.*, "Estrogen plus progestin and risk of venous thrombosis". *JAMA*, 2004; 292: 1573-1580.
Et sur le risque des antidépresseurs à l'adolescence :
Brent D., "Antidepressants and suicidal behavior: cause or cure ?" *The American Journal of Psychiatry*, 2007; 164: 989-991.

20. Références sur la théorie hygiéniste de l'allergie :
Von Hertzen L. *et al.*, "Disconnection of man and the soil: Reason for the asthma and atopy epidemic?", *J. Allergy Clin. Immunol.*, 2006, 117: 334-344.

Riedler J. *et al.*, "ALEX Study Team. Exposure to farming in early life and development of asthma and allergy: a cross-sectional survey", *Lancet*, 2001; 358: 1129-1133.
Dom S *et al.*, "Pre- and post-natal exposure to antibiotics and the development of eczema, recurrent wheezing and atopic sensitization in children up to the age of 4 years", *Clin Exp Allergy*, 2010; 40: 1378-1387.

Armand Colin Éditeur
21, rue du Montparnasse, 75006 Paris
11012676 - (I) - (2,5) - BFT 80° - YTB - ACT
Dépôt légal : mars 2011

Achevé d'imprimer sur les presses de SNEL
Rue Fond des Fourches 21 – B-4041 Vottem (Herstal)
Tél +32 (0)4 344 65 60 - Fax +32 (0)4 286 99 61
février 2011 – 53376

Imprimé en Belgique